生涯 論文！

忙しい臨床医でもできる
英語論文アクセプトまでの道のり

谷本 哲也

医療法人社団鉄医会ナビタスクリニック、公益財団法人ときわ会常磐病院、
社会福祉法人尚徳福祉会、霞クリニック、株式会社エムネス、
特定非営利活動法人医療ガバナンス研究所

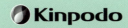

はじめに

　本書は、「生涯論文！」をタイトルに掲げ、人生100年時代に英語論文の発表を長く続けるための、基礎的な知識の提供を目的としています。著者の私自身は、研究職ではなく医学博士も取っておらず、一般の診療所と病院で働く臨床医に過ぎません。ただし、**普通の臨床医の立場でも、英語論文を発表することは十分可能**ですし、**生涯を通じて取り組むだけの面白さや意義がある**と信じています。論文執筆に関する類書は数多くありますが、大学などの研究者の立場からではなく、普通の臨床医の目から書かれた本はほとんどありません。そのため**本書では、類書では触れられていない、臨床医が英語論文に取り組むための独自の工夫や考え方を特にご紹介しています。**

　本書の**主な読者層**としては、初期研修医や後期研修医、一般の診療所や病院で勤務している研究職以外の臨床医を想定しています。特に、英語論文に取り組み始めた若手臨床医だけでなく、英語論文から遠ざかっている**中高年の臨床医の先生方にも是非手に取って頂きたい**と考えています。また、もし英語論文の執筆に興味があれば、医学、看護学などを勉強している**学生や看護師の方にも**読んでもらえればと思います。

　本書では、忙しい臨床の合間を縫って英文医学誌に少しでも発表する方法を、総合的な教科書というより、実例を用いた分かりやすい読み物としてご紹介します。論文のように簡潔明瞭で、枝葉末節を省いた文章には敢えてしていません。エッセイ風に、時には脱線したり、話を繰り返したり、冗長だったりしていますが、その方が伝えたいことがより分かって頂けるのではないかと考えています。そして、**一般の臨床をしながらでも**、*the New England Journal of Medicine*（*NEJM*）や *the Lancet*、*the Journal of the American Medical Association*（*JAMA*）など、一流の英文臨床医学専門誌をしっかり読んで、英語論文の発表を目指したいとい

う方に、**執筆の参考となる技法や技術を提供**しようと考えました。

　私の英語論文に関する取り組みの特徴は、特別な研究費も時間もない中で、研究職でもないのに中年になっても活発に発表を行っていることにあります。さらに、一般的な原著論文だけではなく、世界トップレベルの臨床医学専門誌である *NEJM* や *the Lancet* とその姉妹誌、*JAMA* とその姉妹誌に、短いレターを中心に過去約10年間で70報以上を発表しています。その学問的意義はさておいて、これだけの本数を出すのは、日本はもちろん世界的にもかなり珍しい試みになるでしょう。まだまだ発展途上ですが、米国国立医学図書館が運営する学術文献検索サイト PubMed での私の名前の掲載数は、2018年までに150報以上に達しました。今後も共同研究者とともに、300、400、500報と発表出来るよう長く執筆活動を続けて行きたいと考えています。

　本書の執筆に繋がったのは、2012年から続けている英語論文の発表を目指す「谷本勉強会」について、金芳堂編集者の西堀智子様に注目して頂いたのがきっかけです。この勉強会では、週1回夜22時頃から真夜中まで、所属機関や専門分野を限定せず、医師や看護師が集まって活動を行っています。勉強会といっても特別な形式はなく、それぞれがやりたいことをやって、私が多少アドバイスする程度の緩いものです。遠方や海外の参加者もいるので、電子メールやフェイスブック、スカイプも使って、診療の空き時間に遠隔でのやり取りも行っています。この勉強会は、参加するのも自由、辞めるのも自由で、もちろん給料は出ませんが、参加費を取ることもありません。私自身もこの活動で、特別な所得が発生したり、研究費を取得したりすることもありません。研究会を主宰して弟子を取る、ということではなく、**個人と個人がフラットな関係で繋がって、共同作業を進めている**イメージになります。

　具体的には、*NEJM* や *the Lancet* などの一流の臨床医学専門誌を読んでレターを投稿したり、症例報告やオピニオン、臨床研究の原著論文をまとめたり、といった活動を行っています。特別な研究費はなく、大学

などの大きな組織ではないので、大掛かりな前向き臨床試験のようなことは出来ませんが、**個人単位で出来る面白そうなアイデアがあれば、選り好みはせず何でもやってみる方針**です。そのため、私の専門は内科学、特に血液内科学になりますが、血液内科の専門医に限らず、小児科、産婦人科、外科や歯科など他科の先生と、さらには看護師や学生も一緒に英文専門誌での発表を行っています。

　このような活動を5年、6年と続けて行くと、自分でも気付かないうちにノウハウが蓄積され、さらに、面白いと思って参加してくれる人たちも僅かながら増えてきました。特に強制力のある活動ではないので、やりたくない人に無理して論文を読ませたり書かせたりすることはしていません。飽くまで自発的に集まった人が、やる気を持っている限り一緒にするという形なので、見学に来た人も含めて、長く続く人は10人に1人いるかどうかです。それでも、診療の片手間で細く長くでも続けて来たおかげで、本書の出版の機会を頂くまでになりました。

　本書では、普通の臨床医が英語論文に取り組む際の考え方、英語論文を読み書きするための周辺的な基礎知識、そして執筆から投稿、発表後の対応まで、実例を挙げながら幅広い内容を、読者の皆様が具体的に理解できるよう心掛けました。医学部を卒業してから二十年以上かかって、ようやく身に付けた私の実践的なノウハウが、少しでも皆様のご参考になればと考えています。

　本書を読んで興味を持って頂ければ「谷本勉強会」の活動にご参加頂ければ有り難いですし、同じような活動を読者の方それぞれの現場で開始されるきっかけに繋がれば幸いです。よりよい人生、よりよい医療と社会のために、本書が少しでも役立つことを願っています。

2019年4月

谷本 哲也

目次

第一章

時間も研究費もない普通の臨床医でも、英語論文の発表は出来る！ ……… 1

第一節 「生涯論文！」への道 ……… 2
Point
- 臨床経験を積むのと同様に、英語論文の執筆経験を積む。
- 勉強会を通して、年代や組織を超えた仲間作りを行う。
- 20年、30年以上の目標を持って長く続け、幅広い教養を身に付ける。

第二章

英語論文を書くための基礎知識 ……… 13

第一節 執筆テーマへのアプローチの仕方 ……… 14
Point
- レター・オピニオンなど、今すぐ出来る小さな題材から始める。
- 実地診療の経験を元に、研究費がなくても実施可能なテーマを探す。
- 執筆テーマを絞ったら、最新の先行文献を読み込む。

第二節 共同研究者の見付け方、付き合い方 ……… 21
Point
- 自分の所属部署や専門分野に限定せず、やる気のある人を見付ける。
- 上下関係ではなく、フラットなネットワークを構築する。
- ソーシャル・ネットワーキング・サービス（SNS）を有効活用する。

第三節 国際共同での執筆の進め方 ……… 26
Point
- 国や組織ではなく、信頼出来る個人を探す。
- 短期間でも相互で往来し、途上国でも SNS で繋がる。
- 小さなテーマでも具体的な成果物を必ず出す。

第四節 英語・統計の勉強の仕方 ……… 32
Point
- 医学英語の多読を習慣付け、英文のアウトプットも行う。
- 医学統計は臨床的な解釈を重視する。
- 英語・統計の狭い部分でも得意技を磨く。

第五節 研究不正：捏造、改ざん、盗用 ································ 38

Point
- 論文を書く前に、まず研究不正を知る。
- 代表的な研究不正には、捏造、改ざん、盗用がある。
- 一流誌ですら研究不正はあり、権威を安易に信じない。

第六節 利益相反を知る ································ 45

Point
- 利益相反は患者の不利益を起こしうる。
- 利益相反の存在ではなく、透明性がないことが問題になる。
- 論文の解釈では、利益相反から生じるバイアスを考慮する。

第三章

論文を書くための英文医学専門誌の読み方 ···· 55

第一節 英文医学専門誌は何をどう読むか ································ 56

Point
- インパクト・ファクターの高い医学専門誌を毎週読む。
- 医学総合誌でも網羅的に目次の全てに目を通す。
- 常に題材を探しながら読む。

第二節 臨床研究の読み方・考え方(1)：評価項目 ················ 65

Point
- 有効性で評価された具体的な内容に着目する。
- 評価項目の主要と副次では意義に雲泥の差がある。
- 代替評価項目の臨床的意義を理解する。

第三節 臨床研究の読み方・考え方(2)：交絡因子 ················ 71

Point
- 臨床研究では因果関係を単純に断定しない。
- 結果の解釈では、交絡因子が存在する可能性を考慮する。
- 明記されていない併用療法が、交絡因子になる場合もある。

第四節 臨床研究の読み方・考え方(3)：前後の治療 ············ 76

Point
- 介入の前後の全体的な治療経過の流れを念頭に入れる。
- 治療歴が評価に影響を与えることもある。
- 長期的な評価項目は介入後の別の治療にも影響される。

第五節 臨床研究の読み方・考え方(4)：安全性 ················ 81

Point
- 安全性プロファイルの特徴を押さえる。
- 有害事象の重症度グレードの高さに着目する。
- 前後の治療歴も安全性に関係する。

v

第六節　臨床研究の読み方・考え方(5)：統計学的事項 ·········· 88

Point
- 統計学的事項は臨床的な意味付けを常に考える。
- P値ばかりを重要視せず、総合的な結果の解釈を行う。
- カプラン・マイヤー曲線と統計指標の考え方を知る。

（第四章）

英語論文を書く ························· 95

第一節　症例報告のススメ ························· 96

Point
- 臨床医がまず手を付けるべき形式。
- 今や症例報告専門誌は数多い。
- 退院サマリーとは異なり、主題となるストーリーを伝える。

第二節　症例報告の書き方 ························· 102

Point
- 基本構成は、抄録、序論・背景、症例提示、考察と結語。
- 読者への教訓、教育的知見を簡潔にまとめて提示する。
- レター欄や画像欄への投稿も考慮する。

第三節　レター・オピニオンのススメ ················· 107

Point
- 論文読解や英文執筆の訓練として、短いレター欄は臨床医には最適。
- 費用をかけず今すぐ行うことが出来る。
- 採択率は低いので、長期的に繰り返し行う。

第四節　レター・オピニオンの書き方 ················· 112

Point
- 原著論文に対するレターには締め切りがある。
- 実臨床への応用上の注意点、役に立つ追加情報など建設的な議論を行う。
- オピニオンは、他国への一般化も考慮に入れる。

第五節　原著論文の書き方の概要 ················· 118

Point
- 序論・背景、方法、結果、考察の頭文字を取った IMRAD 形式をとる。
- 順番通りでなく、書きやすいところから手を付ける。
- タイトルや抄録をおろそかにしない。

第六節　序論・背景 ························· 128

Point
- 一般的な分量は英文で数百語程度、3 〜 4 つ程度のパラグラフ。
- 全体的な背景から入り、標準的な状況と問題点を示す。
- 最終パラグラフでテーマを明確に絞り込む、逆三角形の構造。

| 第七節 | **方法** | 135 |

Point
- 客観性、再現性に拘った記述を行う。
- 研究デザイン、参加者、評価方法、統計手法など項目ごとに記載。
- 結果の記述と相互に対応させる。

| 第八節 | **図表** | 140 |

Point
- 論文理解の鍵であり、結果の項を書く前に作成しておく。
- 図表は本文を見なくても一目で理解可能な内容にする。
- タイトル、略語、脚注、図の軸のラベルや解像度も念入りに作る。

| 第九節 | **結果** | 144 |

Point
- 客観的な事実、数字のみを記載し、主観的な判断や解釈は入れない。
- 図表の内容をそのまま繰り返すような冗長な記載は避ける。
- 方法と対応させ、項目ごとにパラグラフを作り記述する。

| 第十節 | **考察** | 150 |

Point
- 結果に基づいた個別の知見から出発し、主張に沿って末広がりに展開。
- 既報との異同、一般化可能性や再現性、将来の展望、短所を記述。
- 要点を簡潔にまとめた結語で締めくくる。

第五章

いよいよ投稿！英語論文出版までの道のり …… 163

| 第一節 | **投稿先の選び方** | 164 |

Point
- 主題に沿った専門分野から、インパクト・ファクターを参考に候補先を複数選ぶ。
- ハゲタカ・ジャーナルは避ける。
- 過去1、2年の目次をチェックして専門誌の傾向を知る。

| 第二節 | **投稿手続きの実際** | 169 |

Point
- 英文校正までに、共著者とともに推敲を何度も繰り返す。
- 校正後でも、カバー・レターと原稿の最終確認は自分で責任を持つ。
- 投稿システムは専門誌ごとに異なり、事前に仮登録をしておく。

| 第三節 | **査読コメントへの対応** | 176 |

Point
- 査読コメントには一つずつ対応を作成し、変更履歴も残した返事を作る。
- 改善のための試練として、細かく丁寧に改訂を進める。
- 不受理でも、すぐ別の専門誌に再投稿する。

第四節　受理から出版、プレス・リリース、その次の論文へ……………182
　　Point
- 出版用校正刷りの確認も怠らない。
- SNSでの発信やプレス・リリースも行う。
- 症例経験を積むのと同じく、次の論文に向けた準備にすぐ入る。

あとがき………………………………………………………………………187

索引……………………………………………………………………………190

著者略歴………………………………………………………………………193

Column

谷本勉強会に参加して思ったこと〜継続は力なり〜
　　看護師　横山絵美（神奈川県）……………………………………… 12

無料医療系メールマガジンMRICとMRIC Global
　　乳腺外科医　尾崎章彦（福島県）…………………………………… 53

研究のプロセスは新規事業立ち上げと重なる
　　内科医・産業医　津田健司（神奈川県）…………………………… 93

Being a Writer, Mere Serendipity
　　Resident, Anup Uprety (Kathmandu) ……………………………… 161

表

表 1：学術専門誌のインパクト・ファクターの例（2018年度版）……………… 20
表 2：国際医学雑誌編集者委員会（ICMJE）による利益相反の公開に関する定義……… 52
表 3：NEJMの誌面構成例……………………………………………………… 59
表 4：The Lancetの誌面構成例……………………………………………… 62
表 5：有害事象の評価基準CTCAE（第5版）の抜粋例………………………… 82
表 6：症例報告が掲載される総合専門誌の例………………………………… 97
表 7：症例報告専門誌の例…………………………………………………… 97
表 8：症例報告の構成例……………………………………………………… 103
表 9：レター欄の投稿規定の例……………………………………………… 113
表10：原著論文について議論を行うレターの構成例……………………… 117
表11：方法のセクションに含める項目の例………………………………… 136
表12：患者の背景を示した表の例…………………………………………… 141

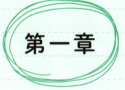

第一章

時間も研究費もない普通の臨床医でも、英語論文の発表は出来る！

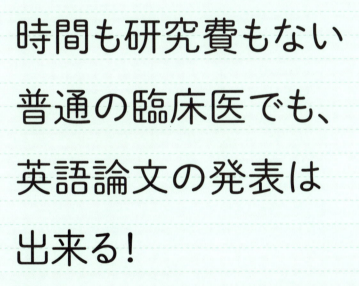

第一節 「生涯論文!」への道

Point

- 臨床経験を積むのと同様に、英語論文の執筆経験を積む。
- 勉強会を通して、年代や組織を超えた仲間作りを行う。
- 20年、30年以上の目標を持って長く続け、幅広い教養を身に付ける。

英語論文に取り組もう

　読者のあなたは、何故この本を手に取り、この文章を読んでいるのでしょうか。おそらく、タイトルに引かれて読み始めた方がほとんどだと思います。英語論文を発表するための実用的なノウハウを知りたい、身に付けたい、という動機を既にお持ちだからこそ、本書に興味を持って頂いたことでしょう。もちろん、そのご期待に添えるよう、私の拙い経験から実例を交えご説明をして行きます。しかしその前に、その動機を持ち続けるための心構えについて議論を行っておきたいと思います。

　なぜなら、臨床医でも英語論文を発表したいと考える人は多いと思いますが、途中で挫折してしまう例が多く見受けられるからです。研究者ならともかく、忙しい臨床医が英語論文を発表するのはそれなりの忍耐と精神力が必要です。かくいう私も、若い頃は何回も挫折を経験しています。論文のテーマを自分で見付けたり、先輩医師からもらったりし、一応少し手を付けるものの、日常診療に忙殺されて時間ばかり経ってしまい、結局ものにならなかったことは一度や二度ではありません。英語論文の発表に限らず色んなプロジェクトに共通する事項ですが、最終的なゴール（出版）に至るまでの道のりを明確に理解出来ていなかったのが失敗の原因でした。**英語論文を執筆する方法論はある程度決まっている**のですが、その常識がよく分かっていなかったのです。

臨床医が英語論文の出版を途中で挫折してしまう理由は、いくつも考えられます。レフ・トルストイの『アンナ・カレーニナ』風に言えば、論文出版が成功するための方法はどれも似たようなものであるが、途中で挫折するにはそれぞれの原因があるのです。自分の研究遂行、執筆能力を適切に把握できていない、日常診療の中で執筆に当てられる時間や頻度がなかなか取れない、研究者とは違い論文発表しなくても生活に困らないのでモチベーションを長期に維持できない、原著論文は執筆開始から出版まで1年、2年かかることも珍しくないので時間がかかり過ぎて集中出来ない、などなど。

逆に、**挫折の原因を明確に意識すれば、対策も取りやすいでしょう。**一つの作品を仕上げるのに自分はどれくらいの時間を必要とするのか、日常診療の中で執筆に当てられる時間をどこでどれくらい定期的に取ることが出来るのか、英語論文を出版するまでのマイルストーンを具体的に設定し、いつまでに何をするのか決められるか、といった課題設定はすぐ考えられます。本書では、能力が無いなりに長年かかって身に付けた私のノウハウを、出し惜しみせずご紹介していますので、是非読者の皆様のお役に立てて頂ければ幸いに思います。

英語論文は自分一人で何から何まで遂行することは稀で、通常は同僚や先輩後輩の医師らとの共同作業です。**一人で抱え込んで出版を頓挫させるのではなく、仲間作り、役割分担を適切に行う能力も重要で、**自分で出来ない課題は共著者の力を上手く引き出して乗り越えなければなりません。自分は何が出来て、何が出来ないのか、出来ない部分は誰にお願いすれば進むのか、その判断能力は、実は日常診療で行っている仕事と共通していると思います。現代の医療で、一人の患者の初期診断から専門的な治療の一から十まで全てを、一人の医師だけが担当することはほとんどないでしょう。疾患や病態に応じて、**複数の医師と診療科が協**

力して治療を進めるのと同じイメージを、英語論文の執筆に対して持っていても構わないと思います。

　なお、発表する手段としては英語論文に限らず、日本語の学会や研究会、日本語の論文などもあります。さらに、意見を本や一般の新聞・雑誌など伝統的メディアや、ブログ、ツイッターやフェイスブックなどで発表する道もあり、現代社会における情報伝達の手段は多様化しています。また、最近ではずさんな査読ですぐに掲載してもらえるオンライン専用の粗悪な学術誌ハゲタカ・ジャーナル（Predatory journals, 悪徳雑誌などとも訳される）で、お金さえ払えば論文発表も出来てしまいます。その中で、何故わざわざ日本人にとって手間のかかる英語論文専門誌にそもそも出版しなければならないのか、という疑問を持つ方もいるでしょう。私の考えでは、一定の評価のある英語論文専門誌において言語や文化、国や制度を超えた読者を獲得するためには、**普遍的価値を持つ内容を考えなければならないこと**、また、安易な発表は出来ず掲載までの激しい競争があるため、**内容を高度で洗練されたものに磨き上げる必要がある**ことが挙げられると思います。すなわち、他の発表形式では得られない、英語論文専門誌に掲載されることならではの価値があると言えるでしょう。

　また、**患者を多数診療して臨床の腕を磨いていくのと同様に、英語論文も多数出版して技術を身に付けて行く**という気概を持っておくこともお勧めします。大学院生の時に数本書いて満足して、あとは論文発表とは無縁の生活を送るのはいかにももったいないことだと私は考えています。10本、20本と英語論文を定期的に発表していくことで、自分のレベルや課題が段々分かってきますし、**論文発表を通じで学んだ知識、経験は診療の幅を広げ、臨床能力の向上や人的資本の蓄積にも繋がる**と思います。さらに共著者との共同作業を通じて、色んな結び付きが出来るの

で、**社会関係資本としても自分の財産となります**。私のように一般の診療所や病院に勤務しているだけだと、狭く閉じた人間関係になりがちです。私の場合は、英語論文に取り組んでいるおかげで、勤務先や専門分野、年代、国境も超えて、様々な友人を持つことが出来ています。

> ## 途中で投げ出さない工夫

　論文に興味を持つのは、学位を取得したいとか、将来的な出世につなげたい、という現実的な目標がある方が比較的多いのではないかと推測します。そのような目先の現実的な目標は、充実したキャリアを送っていく上で、確かにとても大切だと思います。しかし、それに加えて、論文を読んで新しい知識を手に入れたい、自分で見付けた新しい知見や考えを世界に向けて公表し、医学の発展に少しでも貢献したいという形而上学的な動機も少なからずあるのではないでしょうか。私は、そのような**英語論文を書くための形而上学的な動機を、長く持ち続ける**ことが大切だと考えています。現実的な目標だけだと、ある程度達成してしまった段階で終わりになってしまい、キャリアのどこかで英語論文から疎遠になってしまうと思います。また、どのように論文を読んだり書いたりすればいいのか、という技術的な話は極端に言えば瑣末なことです。世界の医学に貢献するという形而上学的な動機を持って、しかもそれが長続きするなら、技術的な問題は後からいくらでも解決出来ると思います。この「長く」というのが重要で、臨床をやりながら執筆するために必要となる、この本の主題の一つでもあります。

　前述のように、若い人と一緒に共同研究に取り組む時にしばしば経験するのは、半年、1年経つうちに執筆を途中で投げ出してしまうケースです。最初は論文を出したいと思って手を付けるものの、思ったようにデータをまとめられなかったり、執筆に手こずったりすると、いつの間

にか、最初にあった執筆への情熱が薄れてしまい、興味が無くなってしまうようです。さらに、症例報告や新しい臨床研究のテーマを、色々な先生から次々に振られる場合もあると思います。論文を書き慣れていない時期だと、一つ仕上げて出版するまでにどれくらいの労力を要するのか分かっておらず、安請け合いして、結局は、どのプロジェクトも中途半端になってしまう、ということも珍しくありません。私自身も同じような経験は何度もあり、特に若い時にはそのようなことがしばしばありました。大学院生や研究職に就いている場合は、論文執筆の優先度が高くなるのは当然だと思いますが、臨床をやっていると常に新しい患者を担当しなければいけません。どうしても臨床の仕事が優先になって、執筆は後回しになってしまいがちです。また、20代、30代だと結婚や出産、子育て、子どもの受験、転勤など重要なライフ・イベントも次々と出て来る時期でもあり、本職の臨床以外も忙しい中で論文を読んだり書いたりする活動はなかなか続けられなくなります。

　このような、途中で投げ出してしまうケースの場合は、**論文を読んだり書いたりする時間を毎日少しずつ見付けて、ルーティーンとして習慣付ける**ことがまず必要かと思います。そうは言っても、忙しい臨床と生活の中で、まとまった数時間をとって集中的に論文に取り組むことは現実的に難しいことが多いのではないでしょうか。幸いにも今は、スマートフォンやタブレット端末などのハイテク機器が充実している世の中なので、論文を常に携帯して5分、10分のスキマ時間に読んだりすることは不可能ではありません。同様に執筆も、1行、2行でも諦めずに少しずつ書いてみることが重要です。

　また、**身の回りに限らず、フェイスブックなどで友達になって、遠隔でも指導してくれるメンターを探したり、一緒に執筆活動を行う仲間を見付けたりして、論文への興味を持続させる工夫をしてもいい**と思いま

す。受験エリート的な考え方だと、何でも一人で出来るのが偉いと考えがちで、研究計画や統計などのデータ分析、英文執筆まで何でも一人でやろうと考える人もいると思います。私も若い時はどちらかというとそのような考えで、一人で完遂することに拘りすぎていたのが、途中で挫折した原因の一つではないかと考えています。大学受験や、大学に入ってからの勉強や資格試験の世界と、論文執筆の世界は別物です。テストと違って、**全部自分で出来なくてもいいと割り切ってしまえばよいので**はないでしょうか。論文執筆を途中で投げ出すケースは、私の経験からも、一人で抱え込んでしまい、いくつかの山場を乗り越えられないことにあるようです。

　以上のように、途中で投げ出さないためには、①論文執筆する長期的な動機を持ち、一日少しの時間でも論文の読み書きに費やす時間を作り習慣化すること、②共同で取り組む仲間を作ること、が重要だと思います。この辺りは第二章第二節（→P.21）でも私の経験を踏まえ、詳しくご紹介します。

　なお、論文への取り組み方は、漫画業界の仕事術も結構参考になると考えています。例えば『バクマン（集英社、原作：大場つぐみ、漫画：小畑健）』では、主人公が試行錯誤を繰り返し、アイデアを絞りライバルと競いながら作品を作る姿が描かれています。荒木飛呂彦さんの『ジョジョの奇妙な冒険』シリーズも、作品のスタイルを変え新しい工夫を積極的に取り入れながら長期連載が続けられています。NHKで放映された『浦沢直樹の漫勉』シリーズも、週刊連載の中で漫画家が如何に作品作りに取り組んでいるのか具体的に解説されており、目の描き方一つでも繰り返し推敲をしている様など、その姿勢は論文執筆にも応用出来ると思います。

> ## 中高年になっても英語論文は書ける

　40代後半の私からみると、20代や30代のキャリアの一時期だけ執筆活動に携わって、その後あまり書かなくなってしまう人も割と珍しくないようです。私は卒後20年以上過ぎましたが、この年代になってくると、研究職に就いている方以外は、あまり英文医学誌での発表を行わなくってきます。大学院生時代など若い時期に、華々しく一流誌に発表した方でも、その後は研究職から離れ、開業や一般病院での臨床が主体になると、論文の読み書きをするような作業からは縁遠くなりがちです。学位や出世といった現実的な目標だけを設定してしまうと、それが適わなかったり、達成してしまったりすると、それ以上の執筆への動機が無くなってしまうのかもしれません。

　しかし、**若い時だけ英語論文に取り組むのは、せっかく人生前半で身に付けた知識や経験が充分生かされず、それではもったいない**ことです。人生100年時代と言われており、40代後半の私でも、おそらくまだ30年くらいは何らかの形で医療職を続けることになると思います。40歳を過ぎると体力や計算能力などは段々落ちてきますが、ある種の人間の能力は高齢まで伸ばすことが出来ます。私のように診療所や一般病院だと、従来は学問の現場から遠ざかる傾向があったと思います。しかしご承知のように、現代はインターネットやスマートフォンの普及でどこでも情報は入手しやすくなっていますし、個人と個人が繋がれば、大学などに集まらなくても共同作業はやりやすくなっています。**40代、50代になって、開業や一般病院で学問的活動から遠ざかる、といったイメージはもっと見直される必要がある**のではないか、と考えています。

　例えば、医学分野とは異なりますが、私と同郷の水木しげるさんは93歳でお亡くなりになるまで作品を作り続けておられました。私もそれを

理想として、同じように年をとるまで現役で活動できないかと考えています。葛飾北斎、パブロ・ピカソ、ミケランジェロ、貝原益軒なども高齢期での仕事を遺しています。その中でも最高傑作と言われる作品を比較的高齢になって出したのは、ミケランジェロの『天地創造』、北斎の『神奈川沖浪裏』、ドストエフスキーの『カラマーゾフの兄弟』などで、何れも60代の時でした。村上春樹さんも68歳で大作、『騎士団長殺し』を発表されています。

70代に入っても次々とギリシア・ローマ史を中心に大作を発表している塩野七生さんの著作も好きでよく読んでいますが、イタリアで指導者に必要とされる5つの資質として教えられているのは、「知力」、「説得力」、「自己制御の能力」、「肉体上の耐久力」に加え、「持続する意志」だそうです。医学論文への取り組み方でも、執筆で必要とされる点はそれらの5つの資質と似通っていると思います。

人工知能技術の普及で、データの集め方や分析方法、論文の書き方まで色々変わってくると思いますが、私もこれからの20年、30年くらいのスパンで論文などの知的活動が出来ることを理想としています。論文を読み書きする活動は生涯学習の一環として最適なものの一つだと思います。若い世代の方々と共同作業をすることで中高年世代にも刺激になり、これまでの経験やスキルを臨床以外でも活かせる場になると思います。**学位や出世といった現実的な目標を超えて、論文から新しい知識を得て、自分の知見や考えを世界で発表し医学の発展に貢献するという動機を、中高年になっても20年、30年以上の長期の視点で持ち続けるべき時代になっている**と考えています。

英語論文を通じて幅広い教養を身に付けよう

もう一つ強調しておきたいのは、**教養を広げることの重要性**です。教

養はリベラル・アーツの訳語ですが、異なる分野や言語を学んで自分とは異なるものを知ることを通じ、**人を自由にするための技術と知恵**を身に付けることを指していると言われています。自分の診療分野だけでなく他科、さらには医学以外の分野でも、広く好奇心を持つためのきっかけとして、英語論文は役に立ち、教養の獲得に繋がると私は考えています。**教養としての英語論文は、直接的にも間接的にも臨床医の仕事や生活に深く結び付きます。**脇目も振らず現場の臨床一筋も素晴らしいと思います。しかし、特に私のように一般の診療所や病院に勤めているだけだと、往々にして狭い人間関係に陥りがちです。臨床経験も一通り積んで、お金はそれなりに稼げるけどもルーティーン・ワークをこなす単調な日々になってしまう場合も珍しくないでしょう。

　本書でご紹介する方法で英語論文への取り組みを長く続ければ、日常診療しているだけでは出会わないような色んな世代や分野の人たちと、時には国籍も超えて思いがけない共同作業を行う機会が必ず出てきます。臨床医は研究者のように特定の狭い研究分野だけに特化する必要はないので、**不可能と決めつけずアイデアと実行力を磨くやる気さえあれば、**新しい分野に挑戦が出来るのです。**始めから完璧を目指す必要はありません。**論文に関して議論する短いレターや症例報告など、**小さいところから手をつければ失敗を恐れる必要もなく、お金もほとんどかけず挑戦し続けることが出来ます。一つ一つは小さな挑戦であっても、長期間に渡って数多くこなすことが大切です。量は必ず質に転化します。**

　英語論文で発表するためには、最新の話題を常にリサーチして、**事実・データを元に考える論理思考**が必要になりますが、執筆に取り組み続けることで自然とその能力が磨かれてきます。また、自分本位でなく、**読者や編集者の立場になって相手が何を求めているのか考える力、枝葉末節を省いてシンプルなストーリーにまとめ上げる力**も段々と身に付くこ

とでしょう。また、英語論文は共同作業です。共著者はもちろん、査読者、編集者、さらには世界の読者とのやり取りの中で、**独りよがりにならずアイデアを共有し、多様な考え方を取り入れる**訓練になります。

　そして、教養を広げる手段は英語論文だけに固執する必要はありません。特に、読書は有用でしょう。医学書や論文を読むばかりでなく、他分野のポピュラー・サイエンスの本や小説、古典にも手を出して下さい。また、映画や漫画、演劇、音楽、絵画など芸術に触れ、様々な歴史を学ぶことも大切です。様々な教養の幅を広げることがまた逆に還元され、英語論文の執筆や、さらには臨床医としての能力にもよい影響が出てくるものと信じています。狭い専門分野で特定の人間関係だけで過ごしていると、人生の自由が無くなってしまいます。是非、**英語論文は教養としても役に立つ**と考えて、末長く取り組んで頂ければと思います。

Column

谷本勉強会に参加して思ったこと〜継続は力なり〜

看護師　横山絵美（神奈川県）

　私は急性期病院で働いている看護師です。2017年の4月から谷本勉強会に参加しています。論文を書くということの難しさの一つに「時間の確保」があると思います。日々忙しい勤務の中で、この時間を確保することは容易なことではありません。私も急性期病院で仕事をして、勤務が定時で終わることはほとんどなく、そのあとに論文を書くとなると、疲労感からやる気がなくなってしまうことが多くありました。

　谷本勉強会は毎週月曜日22時という比較的遅い時間にスタートするため、医師、看護師のほとんどが勤務を終えてから参加しています。皆、置かれている状況は一緒で、仕事をしながら論文を書いている訳です。初めのうちはみんなの体力と気力に圧倒されましたが、毎週参加するようになると、次第に自分も出来るのではないかと思うようになり、今では自分の関心のあるテーマから書き始められるようになりました。

　谷本勉強会に参加して1年半が経過しました。参加してからこれまでの間、谷本先生をはじめ参加している医師、看護師の方々にアドバイスを受けながら、論文や学会での研究発表のスライド作成や、関心のある幾つかのテーマを文章にし、雑誌や新聞に寄稿してきました。

　私は、論文を書くときには、「コンスタントにやり続ける」ことが鍵になると思っています。もちろん、日々の仕事が忙しく、進まない時もありますが、論文について考える時間を持つことを習慣付ける意味で、週一回は勉強会に参加し、参加出来ない週は別日に自分で時間を作るようにしています。

　この本では、論文をなぜ読むのか、書くのか、そして論文作成の方法論から論文投稿まで丁寧に解説されています。この本を手に取りながら、自分の時間をどのように使うかを考えてみることも必要かもしれません。「時間を確保」し、関心のあるテーマを決めれば、あとはこの本の解説の通りです。研究する意義は数多くあると思います。

　この本を手にしたということは何かしらのきっかけがあったのだと思います。コンスタントにやり続ける力は自分でしか体得できません。私も駆け出したばかりなのであまり多くのことは言えませんが、微力ながら一人の医療従事者として継続して行こうと思っている次第です。

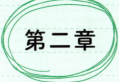

第二章

英語論文を
書くための基礎知識

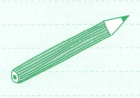

第一節　執筆テーマへのアプローチの仕方

Point

- レター・オピニオンなど、今すぐ出来る小さな題材から始める。
- 実地診療の経験を元に、研究費がなくても実施可能なテーマを探す。
- 執筆テーマを絞ったら、最新の先行文献を読み込む。

> **小さな題材から選ぼう**

　どのようなテーマで論文を書いたらいいのか決めるのは難しいものです。論文を書いてみたい気持ちがあっても、そもそも何から手をつけたらいいのか分からない、ということは初心者にはよくあります。最初から自分でテーマを見付けてきて、どんどん書いてしまう天才肌な人もいますが、多くの人には真似できないでしょう。一般的には、大学院の研究室に所属し、そこの教授や研究室主任などからテーマをもらって研究を始める方が普通のコースになると思います。では、そのような立場でない場合、どうやってテーマを見付けたらよいのでしょうか。

　まず言えるのは、**なるべく短期間で完成可能なハードルの低い発表形式の小さな題材から取りかかって、成功体験を積み重ねる**ことです。具体的には、**臨床医にまず勧められるのは症例報告が一番**でしょう。症例の学会発表は誰もが通る道だと思います。そこで、学会に参加して何となく満足して終わるのではなく、是非、症例報告の英語論文として文章にまとめて残すことを最終目標に、学会発表の準備を始める時点から考えておくとよいでしょう。

　症例報告以外にも、**レターやオピニオン、アンケート調査、数十例、数百例程度の過去の症例をまとめた後方視的観察研究**といったものも考

えられます。介入を伴う前向き臨床試験や多施設の大規模疫学調査といった、一流医学誌にしばしば掲載されるような原著論文を狙うことが出来ればもちろん理想的ですが、あまり論文を書き慣れていない一般の臨床医が最初に取りかかる課題としてはハードルが高過ぎます。研究費や技術的制約に加え、時間や労力の面からもかなりの困難を伴うでしょう。

　一般の臨床医の立場だと、充分な研究費は持っていないことが普通だと思います。研究費はあるに越したことはありませんが、ないからといって論文が書けないと早々に諦める必要はありません。臨床医であれば、一般診療を行っている中で出て来る課題は必ずある筈ですし、日常のルーティーン・ワークで出会うのとはどこか違う症例、変だなと思う引っかかりがあれば、それが執筆のチャンスに繋がる可能性だと考えるようにするとよいと思います。

　また、現在は厚生労働省などの行政・統計情報や新聞などのデータベースがネット上で整備されており、それらの**公開データを分析する**といったテーマを選ぶことも出来ます。そして、研究者であれば、特定の自分の専門領域に絞ったテーマを追及する姿勢が求められると思いますが、臨床医であれば必ずしも狭い領域だけに拘らず、種々の専門分野の人と協力しながら、**色々雑多なテーマに手を出しても全然構わない**と思います。

　なお、欧米での治療成績を日本人でも再現性があるのか検討するのは、よく言われる「銅鉄実験」と一緒ではあります。銅で実験して結果が得られたら、今度は材料を鉄に変えて実験して新たな結果を得る、というものです。ただ、臨床の場合は基礎実験と違って、全くの新しい治療法を行うことは非常にハードルが高い仕事になります。普通の臨床医が行う仕事は、他国や他の施設で行われている検査や治療を自施設で行った結果をまとめる、自験例の検討だけでもそれなりの意味があるので、**欧米で行われた研究を日本でどうなるか検討する形でテーマを選ぶ手**もあります。

> ### 日常診療の経験、公開データから論文を書く

ここで、いくつか私が扱ったテーマの実例を挙げてみます。

■ 日常診療の経験からテーマを見付けた例

> Kusumi E, et al. Multiple norovirus outbreaks due to shredded, dried, laver seaweed in Japan. *Infect Control Hosp Epidemiol.* 2017 Jul;38 (7):885-886.

　私の勤める診療所で、感染性胃腸炎の患者が大量受診するという事例がありました。後にそれが「刻み海苔」に付着したノロウイルスを原因とすることが保健所などの調査で判明し、その経験について内科医の久住英二先生らと発表を行いました。このような事例はめったにありませんが、ありふれた疾患でも普段と違う仕方で発生すれば、すかさず発表に値するものなのか検討する姿勢が論文化に繋がりました。

> Mori J, et al. Increased incidence of dog-bite injuries after the Fukushima nuclear accident. *Prev Med.* 2013 Oct;57 (4):363-365.

　福島県で原発事故後の住環境の変化により犬咬傷が増えた可能性について、血液内科医の森甚一先生らとまとめました。犬に嚙まれただけだと論文発表にはすぐには繋がりませんが、原発事故後という特殊な環境下と結び付けたことが有用でした。同じように原発事故に着目し、犬咬傷やマムシ咬傷の写真を用いた症例報告、蜂刺傷についての分析の原著論文も乳腺外科医の尾崎章彦先生らと発表しています。

■ 公開情報からテーマを見付けた例

> Morita T, et al. Trend in unequal geographical distribution of doctors

by age and sex in Japan from 2004 to 2014. *Public Health*. 2018 Jun;159:95-98.

内科医の森田知宏先生らと、厚生労働省の「医師歯科医師薬剤師調査」及び総務省の人口データを組み合わせ、年齢や男女別の医師の都道府県別の経時的推移を分析して発表しました。行政が無料で公開しているデータベースを加工し分析した研究で、当然ながら研究費は英文校正費以外はかかっていません。

Oshima Y, et al. Association between GvHD and nivolumab in the FDA adverse event reporting system. *Bone Marrow Transplant*. 2017 Oct;52 (10)1463-1464.

米国食品医薬品局（FDA）が無料で公開している医薬品の市販後副作用自発報告のデータベースを用い、同種造血幹細胞移植と免疫チェックポイント阻害薬の組み合わせで生じる副作用リスクの分析について、医薬品安全性情報分析のエキスパートの大島康雄先生らと共に発表しました。同様の手法でいくつも論文を発表していますが、これも特別な研究費なしで発表に成功しています。分析手法自体は専門性が高く、一般の医師が簡単には真似できませんが、海外の無料データベースへのアクセスも容易になっていることは注目に値します。

Tsuda K, et al. Trends of medica coverage on human papillomavirus vaccination in Japanese newspapers. *Clin Infect Dis*. 2016 Dec 15;63 (12):1634-1638.

ヒトパピローマウイルス（HPV）ワクチンの定期接種化後、積極的な接種勧奨の一時的な差し控えが行われる前後で、日本の主要新聞でのHPV

ワクチンに関する論調の変化を、内科医の津田健司先生らと評価しました。副反応被害に関するセンセーショナルな報道後、一気に否定的な論調が増え、世論が形成されていった過程を明らかにしました。過去の新聞記事をまとめている日経テレコン（有料）のデータベースを用いた研究です。

最新の先行文献をチェックする

　症例報告などで論文にまとめられそうなテーマがみつかれば、関連事項の最新情報を一通り調べ、本当に発表に値するものかどうか検討する必要があります。一般的に既に知られていること、発表されていることを、総説や依頼原稿の解説文などでまとめて書く場合もあるでしょう。調べものをして、それなりに手間はかかる作業ですが、頑張れば初心者でも出来なくはありません。一方、**論文で難しいのは、これまでにない何か新しい発見、あるいは、あまり知られていなかった見方や考え方を提示すること**です。これは症例報告やレター・オピニオンといったものでも同じです。既に教科書などで広く知られていることを重ねて書いても論文にはならない、または、掲載してくれる専門誌を見付けるのにも苦労するのが落ちになりがちです。**論文の提示する結果や主張が、新規性が高くエッジが利いていたり、科学的・社会的に注目されているテーマだったりすると、一流誌に受理される可能性が高くなります。**

　ある程度テーマを絞ると、関連するキーワードもいくつか決まってくるはずです。**その分野の最新の教科書やガイドラインの記載を確認するのに加え、PubMed などでキーワードを用いて論文を集め、出来るだけ多く読む**必要があります。論文は出来るだけ信頼性が高く、新しいものから集めて行きます。医学論文はどんどん更新されて行くので、通常の分野であればせいぜい５年前くらいまでの論文まで集めればことが足り

ます。それ以前の論文は、最初に病気や薬を発見したとか、基本的な方法を樹立したような、重要論文でなければほとんど使うことはありません。

　また、論文も出来るだけ主要な専門誌から集めるとよいでしょう。*NEJM*、*the Lancet*、*JAMA*のような総合誌、あるいは各サブスペシャルティの主要な専門誌、例えば腫瘍学であれば、*Journal of Clinical Oncology*、*the Lancet Oncology*、*JAMA Oncology*など**インパクト・ファクター**（Impact factor）**が高い専門誌に掲載された論文から選んで行くとよい**でしょう。インパクト・ファクターは学術専門誌に掲載された論文がどの程度多く引用されたのかを数値化したもので、大学の偏差値ランキングと同じように、専門誌の重要度を数値で表し影響力を測る尺度になっています。クラリベイト・アナリティクスのJournal Citation Reportsにより毎年夏頃発表されます（表1／→P.20）。なお、偏差値の高い有名大学を出たからといって全ての人物が優れている訳では無いのと同じように、インパクト・ファクターの高い専門誌に掲載されたからといって全てが優れた論文であると短絡的に決めつけてはいけません。インパクト・ファクターは飽くまで専門誌全体としての評価なので、個別の論文や研究者を直接評価する尺度では無いことに注意が必要です。それでも、読む専門誌や投稿先を選ぶ上では参考になる数値と言えます。

　先行文献は、最低でも数十本、出来れば百本くらい論文を集めておくといいと思います。**全部を隅から隅まで読まなければならない訳ではありません。**本当に重要な論文はその中のいくつかに限られてくると思いますので、それを中心に精読し、あとは付加情報の論文を押さえて、論文執筆時の引用文献にも加えることになるでしょう。

　一通りの予備的情報収集が進んだ段階で、**一言で表すと何が主張出来るのか、よく考えておく**ことが必要です。書き慣れていない人の論文原稿によくあるのは、色々な既知の情報をずらずらと詰め込んで、ああで

表1：学術専門誌のインパクト・ファクターの例（2018年度版）

専門誌名	インパクト・ファクター
NEJM	79.258
The Lancet	53.254
JAMA	47.661
Nature	41.577
Science	41.058
The Lancet Oncology	36.418
Journal of Clinical Oncology	26.303
British Medical Journal	23.290
JAMA Oncology	20.871
Circulation	18.880
Annals of Internal Medicine	19.384
Blood	15.132
Clinical Infectious Diseases	9.117
Japanese Journal of Clinical Oncology	2.370
Internal Medicine（日本内科学会発行）	0.817

もないこうでもないと議論して、結局何が言いたいのかよく分からなくなってしまう形です。この論文で主張したい内容や議論の最後の1、2文で、書く価値のある新規性を伴った内容は要するに何なのか、明示出来るようにしましょう。

　また、**テーマに関しては、論文を発表している身近な人を見付けてきて、相談しながらそのやり方を真似るのが近道**になります。身近に相談出来るメンターがいるかいないかは大きな違いで、何でも自分一人でやろうとしない方が賢明です。初心者が困るのは、どこまでが常識として分かっていて、どこからが新しい話なのか、はっきり分かっていないことです。これは論文のイントロダクションを書くときにも言えることですが、これまではこういうことが分かっていたが、これこれこういうことが分かっていないため、今回の論文を書いた、と自分で説明できなくてはいけません。共同研究者については次節で議論を行います。

第二節　共同研究者の見付け方、付き合い方

Point

- 自分の所属部署や専門分野に限定せず、やる気のある人を見付ける。
- 上下関係ではなく、フラットなネットワークを構築する。
- ソーシャル・ネットワーキング・サービス(SNS)を有効活用する。

ピラミッド型組織から外れて増えた論文生産性

　臨床医学の論文は自分一人だけで執筆して、共著者が誰もいないということはあまりありません。通常は研究室や医局に所属して、一定の領域や個別の研究テーマを元に、研究や論文執筆に取り組むパターンが多いと思います。教授や研究室主任を頂点としたピラミッド型組織を形成して、大学や病院の施設を利用し、研究費を取得して、医局員や大学院生が手足となって働き、彼ら彼女らは指導を受けながら知識経験を積んで行きます。

　これはこれで素晴らしい仕組みであり、このやり方でないと出来ない研究活動は多いと思います。特定の病気の患者を多く集めて、一般の病院では出来ない先端的な治療などを行い、その結果を論文として発表、その成果に応じてピラミッド型組織の中で部長や教授を目指し出世したり、大きな研究費の獲得を目指したりします。実際、私も卒後10年目までは、そのような医局組織の中で働いて来ましたし、卒後11〜15年目までは厚生労働省関係の行政組織の一員として勤務しました。

　私の場合、卒後16年目からは、そのような伝統的なピラミッド型組織からは外れた形で、主に一般の診療所と病院で働き、空いた時間を論文執筆などに充てています。東京大学医科学研究所の客員研究員の立場を

一時期頂いたことはあり、現在は特定非営利活動法人医療ガバナンス研究所（MEGRI、Medical Governance Research Institute）から研究支援をして頂いていますが、主たる立場としては、研究者ではなく一般の臨床医として論文を発表しています。研究活動により研究費を獲得したり給与をもらったりもしていません。

さて、私のような**一般の臨床医の立場になると、普通は研究活動からは遠ざかってしまうイメージがある**と思いますし、私もそう思っていました。ところが意外にも、論文発表という点では、**ピラミッド型組織に属していた卒後15年目までよりも、それから外れた現在の方が生産性が向上**しています。もちろん、年齢を重ねて論文作成技術が向上し、優秀な共同研究者に恵まれたという側面はありますが、一般の臨床医の立場で論文発表を行うための工夫が上手く行ったり、自由な立場でしがらみが無いことがよい方向に働いたと思います。

一般の臨床医が論文発表を行うための工夫

その工夫としてまず言えるのは、**自分の専門分野に拘らず、他の専門分野の人たちとの共同研究に挑戦し、所属施設や年代、職種も超えて協力出来るようにした**ことです。研究職であれば専門性の追及が重要でしょうが、一般の臨床医ならかえってあまり拘らず、自分の知識や経験が多少でも貢献出来るようなら断らず、今までやったことのない分野も専門家と協力して何か出来ないか、というスタンスでいるのがよいと考えます。第三、四章（→P.55、95）でも記すように、論文の読み方、書き方、考え方には、分野を越えてある程度普遍的な方法があります。もちろん専門分野の知識では専門家に劣りますが、協力関係を築くことでお互いに助け合うことが出来ます。

例えば、内視鏡画像の人工知能による診断補助システムの開発をしているAIメディカルサービスの消化器病専門医の多田智裕先生のチームに私も参加させて頂き、いくつか論文を出版しました。内視鏡も人工知能も私の専門外ですが、論文執筆に関しては多少お手伝い出来るということで、この分野の最先端の研究に携わらせて頂くことが出来ました。さらに、遠隔画像診断と人工知能による診断補助システムの開発に取り組む北村直幸先生が代表の広島にある株式会社エムネスの非常勤職員にもなり、論文執筆も含めた支援活動を行うようになりました。エムネスはグーグルともパートナー契約を結んでおり、その縁でグーグルとの共同研究にも参加する、という風に話も広がっています。また、プロジェクトの取り組み方に関し、グーグル・クラウド・ジャパン合同会社日本代表の阿部伸一様にも直接教えて頂き、本書の執筆内容にも取り入れさせて頂いています。

■ 消化管内視鏡画像への人工知能の応用例

Hiasawa T, et al. Application of artificial intelligence using a convolutional neural network for detecting gastric cancer in endoscopic images. *Gastric Cancer*. 2018 Jul;21 (4):653-660.

Shichijo S, et al. Application of convolutional neural networks in the diagnosis of *Helicobacter pylori* infection based on endoscopic images. *EBioMedicine*. 2017 Nov;25:106-111.

・株式会社AIメディカルサービス

https://www.ai-ms.com
消化管内視鏡画像への人工知能応用に取り組む。

・株式会社エムネス

https://www.mnes.org

遠隔画像診断サービス、放射線画像への人工知能応用などを展開し、グーグルともパートナーシップ提携をしている。

　自分の専門性だけを追究するというスタンスでやっていたら、おそらくこのような専門外の共同研究の話があっても最初から断っていたと思います。また、ピラミッド型組織の一員であれば、能力的に出来たとしても、組織の中のしがらみや、上司の許可がなければ動けない、上司の方も専門外のことに労力を割かせる訳にはいかない、といった理由で、このような共同研究は実際にはやりにくい側面があるでしょう。私のような立場は、**組織の力や拘束性があまりない分、逆に個人の判断で有機的に様々なネットワークに参加しやすい**状況にあります。全く同じではありませんが、イメージとしては、映画の制作委員会のようなものです。プロジェクト毎に色んな関係者が集まって論文作成チームを作り、終了すれば解散する、という感じです。ずっとほぼ固定のピラミッド型組織で論文執筆を行うのとは違うスタイルを目指していることがお分かり頂けるでしょうか。関係者の上下関係も、経験年数や年齢などで多少はありますが、大学医局の先輩後輩、上司部下のような厳密なものではなく、なるべくフラットな形で出来ればよいと考えています。

　このような有機的なネットワークの問題点は、強制力がないため論文執筆の責任が曖昧になって途中で自然消滅したり、長期間の協力関係を維持しにくかったりする点です。このため、**ルーティーンで実際に会って話す場として、週一回の勉強会**を行っていますし、時々講演会や飲み会などで会う場も設けています。この勉強会は、一回二時間弱の短いもので、論文の問題点を直接議論したり、進捗を確認したりといった程度ですが、直接会う手間をかけることも長く続けるためにはある程度必要

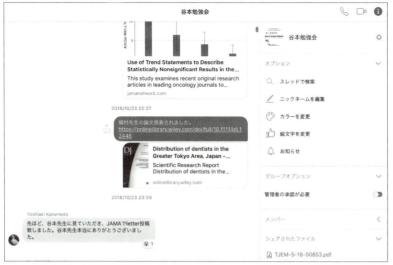

図1：フェイスブック・メッセンジャーでのやり取りの例

です。もちろんそれだけでは足りないので、さらに、**情報交換を行うメーリング・リストやフェイスブックのグループなども作成**し、**新しい論文の情報や、実際の論文作成の進捗や出版の状況なども、グループ内で随時共有**するようにしています。**ソーシャル・ネットワーキング・サービス（SNS）を有効活用するのも重要**で、簡単な相談ならフェイスブック・メッセンジャーでスマートフォン上のやり取りで済ませられるので、時間や労力の節約に役立っています（図1）。勉強会に一時的に参加して幽霊部員的になってしまう方は稀ではありませんが、普段の臨床業務も忙しいので、それは仕方ないと思っています。実際にみんながみんな執筆活動を続けられる訳ではありませんが、一部の人とでもやる気のある人と根気強く続けられればいいと割り切って、**多くは望まず細々とやるのが長続きするコツ**なのかもしれません。

第二節　共同研究者の見付け方、付き合い方

第三節　国際共同での執筆の進め方

Point

- 国や組織ではなく、信頼出来る個人を探す。
- 短期間でも相互で往来し、途上国でもSNSで繋がる。
- 小さなテーマでも具体的な成果物を必ず出す。

> **国際共同でも威力を発揮するIT技術**

　21世紀はグローバル化がますます進み、日本の一般的な医療現場でも海外からの患者を診察したり、海外の医療関係者と交流を持ったりする機会が増えています。また、米国や西側ヨーロッパ諸国に留学される方は、今も昔も珍しくないでしょう。私自身は留学こそしませんでしたが、旅行や学会参加などの機会に、世界各国を短期滞在で訪問した経験は比較的多く持っています。海外の医療機関や大学の見学に行ったこともありますが、大体はその場限りの交流で、30代くらいまでは、それが直接論文の執筆や発表に結びついたことは残念ながらありませんでした。しかし、必ずしも長期の留学をしたり、国際保健などの分野を専門としたりしなくても、私のような**一般の医師が、工夫次第ではほぼ日本にいながら国際共同論文に取り組む機会を持つことが現代では比較的容易**になっています。

　国際共同の方法に大きな変化をもたらしたのは、やはりインターネットの爆発的な普及です。私は1972年生まれですが、この世代だと学生時代には携帯電話やインターネットがまだ珍しいものでした。総務省の「通信利用動向調査」によるインターネット利用状況の推移をみると、1997年の段階では世帯で6.4%、個人で9.2%、従業者100人以上の企業で68.2%に留まっていました。それが2001年になると、世帯で60.5%、個人で46.3%、企業で94.5%まで増加し、2010年には世帯で93.8%、個人で78.2%、

企業で99.7%、2017年では世帯で85.0%、個人で80.9%、企業で99.9%となっています。また、日本でスマートフォンが次第に広まり始めたのは2006年から2010年にかけての頃であり、総務省の「情報通信白書」によるスマートフォン個人保有率は、日本全体で2011年の14.6%から2016年の56.8%まで急激に増加しました。

欧米先進国でも日本と同じような時間軸でインターネットやスマートフォンが普及しましたが、特に注目したいのは、**開発途上国でも情報技術（Information technology、IT）のインフラが急速に充実**したことです。同じく総務省の「情報通信白書」によれば、携帯電話及びインターネットの普及率は、2000年時点では途上国は25%に届かない状況でしたが、2012年時点では多くの開発途上国で75%を超えるまでになっています。

中国・ネパールとの国際共同研究の経験

さらに、日本から比較的距離の近いアジア諸国の経済成長には目を見張るものがあります。私は大学時代の同級生の整形外科医の陳維嘉先生が中国上海出身だったこともあり、度々上海を中心に中国の都市を訪れる機会がありました。1990年代の上海は、まだ開発途上国の面影が色濃く残っていましたが、今や日本や欧米先進国をしのぐ勢いで急速な発展を遂げていることはご存知でしょう。

陳先生の関係で、上海復旦大学公共衛生学院の姜慶五教授や、趙根明教授と知己を得るようになりました。当初はお互いを知っているという程度でしたが、2011年の東日本大震災の頃から交流が活発化し始めました。中国でも2008年の四川大地震の経験があったことから、災害医療などをテーマに日中で小規模な講演会を実施したり、共同研究者の森田知宏先生らお互いの関係者が1ヶ月程度相互に短期留学するプログラムを企画したりしました。これらの交流で目標としたのは、**何となく国際交流をしてその場だけ盛り上がるのではなく、具体的な成果物として英文**

専門誌での発表を行うことでした。日本滞在歴が長く日本語が堪能で、上海で諸事をコーディネートして下さる梁栄戎さんのご協力を得られたことも、この交流の成功には不可欠でした。目的を明確にした上で、お互いに知恵を出し合えば何とかなるもので、これまで私が直接関係した交流からは、日中共同で以下の発表を行うことが出来ました。短期間で作成可能なレターで成功例を出したこともよかったと思います。このような小さなテーマでも具体的な成果物を出すことが信頼関係の構築に繋がります。

■ 中国と共同での発表例

Zhang Q, et al. New poliovirus vaccine schedules. *Lancet.* 2016 Nov 19;388 (10059):2477-2478.

上海市疾病予防管理センターの張倩先生らと、ポリオの生ワクチンから不活化ワクチンへの切り替え時の方策について議論を行いました。

Wu F, et al. Perspectives on care for the elderly in China. *JAMA Intern Med.* 2017 Mar 1;177 (3):444.

Wu F, et al. Patient navigation for comprehensive cancer screenings in high-risk patients. *JAMA Intern Med.* 2016 Nov 1;176 (11):1725-1726.

上海復旦大学の呉菲先生らと、中国の高齢化及び癌スクリーニングに関する議論を行いました。

Guo Y, et al. Low hospital referral rates of school scoliosis screening positives in an urban district of mainland China. *Medicine (Baltimore).* 2017 Apr;96 (14):e6481.

上海市疾病予防管理センターの郭亜文先生らと上海市における側彎症スクリーニングに関し分析した論文を発表しました。

Morita T, et al. The oldest-old in China. *Lancet*. 2017 Aug 26;390 (10097):846-847.

森田知宏先生らと中国の超高齢者の健康問題について議論しました。

Tanimoto T, et al. Incidence of active tuberculosis in rural China. *Lancet Infect Dis*. 2018 Feb;18 (2):144-145.

中国の農村部での結核スクリーニング検査に関する議論を行いました。

　また、中国のみならずネパールの若手医師アナップ・ウプレティ（Anup Uprety）先生とも、長期的な関係を構築し共同研究を進めています。発端は、看護師で共同研究者の樋口朝霞さんが、もともと開発途上国の医療支援に興味を持っていたことです。学生時代からネパールで交流を行っており、ウプレティ先生とも以前から友人となっていました。そのような中、2015年4月25日、首都カトマンズ付近を震源として大規模地震が発生し、9千人近くの人命が失われました。その経験から、2011年の東日本大震災を経験した福島県を訪問し、災害対策を含めた日本の医療を勉強したいという希望がウプレティ先生から出たのです。
　アジア最貧国のネパールからいきなり人を呼ぶことは、それまで全く想像もしたことがなく大変驚きました。しかし、関係者で協力し合い、ビザの手配から渡航費の募金まで行って、数週間の短期滞在ですが、2015年秋に初めて日本への訪問を実現させました。その後も短期の来日を果たし、共同研究者の尾崎章彦先生や私も含めた関係者で、日本からネパールへの短期訪問も継続的に行っています。その成果は、以下の論文と

して発表されました。

■ ネパールと共同での発表例

Uprety A, et al. Post-earthquake Nepal: lessons from Fukushima. *Lancet Glob Health*. 2016 Mar;4 (3):e162.

震災被害後の日本とネパールの仮設住宅の違いに関し、福島県での経験を元に議論を行いました。

Uprety A, et al. Hunger strike and health system reformation in Nepal. *Lancet*. 2016 Oct 22;388 (10055):1982-1983.

ネパールの医学教育や医療現場における改革の方向性について議論を行いました。

Uprety A, et al. Flood damage in Nepal exacerbated by underlying conflict with India. *Lancet Planet Health*. 2017 Dec;1 (9):e351-e352.

水利資源を巡るインド・ネパール間の確執に伴う災害の増加に対し、気候変動の際の国際協調の重要性に関し議論を行いました。

このような共同作業が可能になったのは、上述のようにインターネットやスマートフォンなどの、安価で即時性のあるIT技術が発展したことと密接な関係にあります。先進国の研究者同士の共同研究は昔から珍しくはないでしょうが、現代では途上国との連絡も容易になりました。特別なポジションや予算がなくても、テーマによっては非常に安い予算で直接やり取りして日本で普通に働きながら共同研究が出来るのです。

私にとっては、ウプレティ先生とのやり取りの経験が象徴的でした。

彼はネパール、私は東京の電車の中で立ったまま片手でスマートフォン
を操作し、執筆の議論の一部を進めたこともありますし、定期的にスカ
イプやフェイスブックでの連絡を続けています。**途上国などとの共同研
究は、特別な一部の研究者のみが行うイメージを一昔前までは持ってい
ましたが、テクノロジーの進歩により、私のような一般の医師が、アイ
デアさえあれば気軽に参加出来るところまで敷居が下がってきた**ことを
痛感しています。このように、中国やネパール以外にも同じような形で、
関係者でバングラデシュ、フィリピン、英国、米国の研究者とも共同研
究を行っています。

　国際共同研究を進める上で重要だと思うのは、**国や組織との関係で考
えるのではなく、信頼出来る個人との協力関係を構築**することです。ネ
パール人と一緒に論文を発表した、上海復旦大学と共同研究をしている、
という認識だけでは上手く行かないと考えています。個別具体的に、ア
ナップ・ウプレティ先生あるいは姜慶五教授、といった固有名詞をきち
んと把握した上で、その関係を大切にしなければなりません。その一人
ひとりがどういう背景の人物で何に興味を持っているかによって、テー
マの選び方から具体的な執筆の進め方まで異なります。何故ならレター
でも論文でも、全てが一つひとつ異なる一点モノであるからです。一点
モノを作るには、実際にデータを取得したり共同で文章を執筆したり出
来る、特定の個人が存在することが不可欠になります。

　これは日本人同士でも同じですが、有名な何とか大学を訪問して来ま
したとか、何とか病院を見学してきました、というだけでは論文などの
具体的成果に繋がらないことがほとんどです。**海外へのアクセスが安価
で容易になり、地球規模でインターネット環境が整っている世の中なの
で、ただ見聞を広めるだけの海外旅行などに終わらせず、この国際環境
を共同研究や論文発表にも結びつけない手はない**と考えています。

第四節　英語・統計の勉強の仕方

Point

● 医学英語の多読を習慣付け、英文のアウトプットも行う。

● 医学統計は臨床的な解釈を重視する。

● 英語・統計の狭い部分でも得意技を磨く。

医学英語の勉強法

　英語や統計については、苦手意識を持っている方も少なくないでしょう。しかし、論文を執筆していく上ではどちらも避けて通れませんし、論文を複数の共著者と協力し合って作るにしても、最低限の素養は持っておく必要があります。また、何か一つでも得意な分野があれば、共同で執筆を進める上でも重宝されます。

　私の場合は読書好きということもあり、日本語や英語の本を比較的多く読んできたことが医学論文作成にもある程度役に立っています。しかし、医学英語は通常の英会話などとはまた別なので、それに応じた勉強もそれなりに行っています。まず、医学英語を勉強する上でよいと思える方法をいくつかご紹介してみます。

　最初に挙げられるのが、**当たり前のことですが英語論文をなるべく多く読む**ことです。読む方法には、自分の専門分野のみに特化するやり方と、広く浅く読むやり方がありますが、私は意識的に両方を行っています。前者の方法では、専門分野のうち、特に論文のテーマに沿って多くの関連論文を読み、かつ執筆する経験が英語力の向上に確実に繋がります。一方、専門を極めようとすると後者の方法を切り捨てがちになりますが、ある程度英語力が付いてきたら、専門分野以外の論文でもある程度目を通しておくのは、視野を広げる意味でよいと思います。**論文の英語を勉強する上での注意点は、巷の英会話学校などで学ぶ能力と、英語**

論文執筆の能力とは異なるということです。これは日本語能力でも同じだと思いますが、流暢に会話出来るからといって、明晰な論文の文章を執筆出来るかというとそうでもありません。

また、論文は小説の文章とも異なります。小説では捉えどころのない問題を、色々な角度から、ああでもない、こうでもない、と思い巡らす過程に醍醐味があります。登山するのに、途中の草原や泉に寄り道したり、一旦登った山を下りて、また別のルートから登ってみたり、というイメージです。一方、論文では、何が言いたいのか、明確に自信を持って論理的に過不足なく提示しなければなりません。登山の例えで言えば、最短距離で効率よく登頂しゴールを目指すイメージとなります。

英語論文は、早い人は学生時代や初期研修中に早々と発表してしまう人もいます。一方、私のように、卒後6、7年目、30歳くらいに漸く初めて英語論文をいくつか発表できる人もいます。

■私が卒後6、7年目で初めて発表した論文の例

Tanimoto TE, et al. High complete response rate after allogeneic hematopoietic stem cell transplantation with reduced-intensity conditioning regimens in advanced malignant lymphoma. *Bone Marrow Transplant*. 2003 Jul;32 (2):131-7.

抗がん剤の量を減らしたミニ移植という方法を用いた悪性リンパ腫の治療成績を2つの病院のデータをまとめて発表しました。

Tanimoto TE, et al. Comparative analysis of clinical outcomes after allogeneic bone marrow transplantation versus peripheral blood stem cell transplantation from a related donor in Japanese patients. *Br J Haematol*. 2004 May;125 (4):480-93.

骨髄移植と末梢血幹細胞移植という二つの移植方法の治療成績を比較した論文を、日本全国の移植施設からデータを頂きまとめて発表しました。

その当時、比較的新しい治療方法が欧米で多く論文発表されていたので、それらの論文を参考に、日本人で同様の傾向の治療成績が得られるかどうかを検討しました。これらの論文を執筆するに当たっては、当然欧米の論文を多く集め、それを何度も深く読み込んだことが英語の勉強にもなりました。**初めて論文を書く場合は、やはり参考になる先行文献を模倣しながら執筆を進める方法が早道**でしょう。参考になる文献がほとんどない中で英語論文を組み立てるのは、なかなか骨が折れる作業なので、英語に慣れないうちはモデルとなる論文の英語を真似しながら学習するスタイルがやりやすいのです。丁度、美術大学の学生が美術館に収蔵されている名画の模写を行って、先輩画家の技法を辿りながら技術を身に付ける方法にも似ていると思います。

複数の似た論文を読み比べてみると、英語の専門用語をどのように使っているのか、背景、方法、結果の記載事項から記載方法、議論の展開の方法まで、ある程度英語の使い方や様式が決まっているのが分かります。その**書き方を丸写しするのは剽窃行為になり禁じ手**ですが、文学作品とは違って医学論文はある程度型にはまった書き方をせざるをえません。ある程度の真似をしながらも、**表現方法や単語を類似の表現に置き換えたり、文章構造を工夫したり、複数の論文からの文章を組み合わせたりして、次第に自分なりのオリジナルの文章に仕上げて行けばよい**と思います。

研究者であれば英語も自分の特定の専門分野に特化することが必要になると思いますが、一般の臨床医であれば英語は、ある程度広く浅く知っておく必要があると思います。そのためには特定の論文を書く以外にも、*NEJM*などの総合誌、さらには自分の専門分野のトップジャーナル

については、最低限目次程度はざっと目を通すようにし、時間が許せば抄録や論文の中身も読む習慣は持っておきましょう。さらに*NEJM*など**専門誌によっては、インターネット上の動画やポッドキャストが非常に充実しているので、執筆のみならずリスニングの学習にも非常に有用**です。

　そして、欲を言えば一般教養としての英語もある程度は知っておくとよいと思います。例えば私の場合、時間をかけて読む機会はなかなか取れませんが、*the New Yorker*、*Time*、*Newsweek*、*National Geographic*、*Scientific American*といった一般向けの英語誌を購読しています。大規模公開オンライン講義（Massive Open Online Courses; MOOCs）も非常に充実しておりCourseraやedXなどの無料コースも継続して受講するのも良いでしょう。TEDなどの英語プレゼンテーション動画も短時間で興味深い内容が学習できます。

　そのような中、私が**英語力向上で一番役に立ったと思えるのが、洋書での読書経験**です。特に近年では電子書籍によって洋書の入手が非常に容易になり、多くの本を瞬時に購入しタブレット端末に入れて持ち歩き、辞書も画面上で処理して手軽に読めるようになっています。私の学生時代は、FAXで海外の書店に注文を送り、船便で数ヶ月かけて洋書を発送してもらっていたことを考えると隔世の感です。読み慣れていない場合は、日本語の翻訳も多く出ているので、翻訳書と原書の両方をざっとでも読んでみるのもよいでしょう。私の場合は、手軽な洋書よりも読みたいと思えるだけの内容を伴ったものの方が面白く興味も続くので、例えば、Jared Diamond、Richard Dawkins、Steven Pinker、Yuval Noah Harariなどのポピュラー・サイエンスのノンフィクション、あるいはHaruki Murakami、Kazuo Ishiguroなどの小説をKindleで読んだりしています。Audibleなどの朗読サービスも洋書の通読と合わせて聴くと勉強になり、重宝して毎日使っています。このような洋書で色々読んで

英語に慣れておくと、論文執筆にも好影響があります。なお、論文執筆とは直接関係ありませんが、近年はスカイプなどを用いた格安の英会話学習サービスが登場しており、英語学習の一環として取り入れることも出来るでしょう。

　また、ご存知のように人工知能による自動翻訳のレベルが年々向上しており、**今後は自動翻訳を取り入れた勉強、論文執筆も有用**になってくると思います。自動翻訳はまだそのまま英語論文に使えるほどのレベルには達していませんが、箸にも棒にもかからないという訳でもなく、単語や表現の選択が参考になる場合もあります。長文を日本語から英語に翻訳する時は、私程度の英語レベルでは自動翻訳を使うと作業スピードがグッと上がることを実感しています。また、Grammarly という自動文法チェックサービスも出てき、完全ではありませんが明白な誤りは瞬時に修正してくれます。

　今後、自動翻訳の能力はますます向上していくでしょうから、英語が苦手なので論文が書けないということは無くなるはずです。ただ、その場合でも翻訳された英語の意味を正しく理解して編集する人間の能力は、まだ必要だと思います。文章の意味まで理解する人工知能も将来的には登場するかもしれませんが、新しい技術をどんどん取り入れて論文執筆に生かして行くとよいでしょう。

統計の勉強法

　統計に関しては、私自身は苦手意識があり、また、そもそも興味も余り持っていないので、込み入った勉強方法を記すだけの能力がありません。実際の統計に関する成書は多くありますので、詳しくはそちらをお読み頂くとして、臨床医として最低限何を身に付けるとよいかを書いてみます。

第三章第六節（→P.88）で説明するように、**代表的な統計手法や分析方法については、まずその意味のおおよそは理解しておく必要があります。**これはそれぞれの論文を読みながら学習出来るでしょうし、**一番よいのは自分のデータを使って実際に解析をしてみる**ことでしょう。

　実は、**一般の臨床医が行うレベルの論文では、それ程複雑な統計手法は必要としないことが多い**のです。症例報告、ケースシリーズ、レター、オピニオンといったものでは、統計手法はそもそも必要としない場合が多いでしょう。また、数十例、数百例程度の治療成績をまとめる程度であれば、カプラン・マイヤー曲線を統計ソフトで書いたり、簡単な単変量、多変量解析を行ったりすれば事足りることも多いと思います。私の場合、それ以上の**複雑な手法を用いる場合は、無理に自分で何でもやろうとはせず、統計に詳しい共同研究者にお願いする**ようにしています。

　それでも、論文を読んで何のことかさっぱり分からないとか、統計の専門家と議論も出来ないようでは困るので、最低限の用語については論文を読みながらでも勉強しておくとよいでしょう。また、統計に関しても今後は人工知能が間違いなく進出してくるでしょうから、言語の翻訳と同じように、自動で医学統計処理をするサービスが将来的には出現すると予測しています。ただし、人工知能が用いた統計処理をどう論文に使い、どう解釈して臨床に用いるかは、依然として人間の領分として残るはずです。人工知能の時代になっても最低限の統計知識を持つことは、おそらく変わらずに必要とされると思います。

　以上のように、論文執筆では一から十まで全て出来るオールラウンダーにならなくても、共著者のチームの中で何かに協力出来ればよいので、**臨床、英語、統計など、何か一つでも得意な分野を見付け協力しあって論文を作り上げることを目指せばよい**と考えています。

第四節　英語・統計の勉強の仕方

37

第五節　研究不正：捏造、改ざん、盗用

Point

- 論文を書く前に、まず研究不正を知る。
- 代表的な研究不正には、捏造、改ざん、盗用がある。
- 一流誌ですら研究不正はあり、権威を安易に信じない。

> **日本の研究不正の実例**

　研究不正に関する基礎知識は、論文を書く上で必ず知っておく必要があります。スポーツにおけるドーピングと同様に、誰もがその問題を認識して日常的に防止することを意識していなければ、気付かないうちに研究不正に関わったり巻き込まれたりすることになりかねないからです。

　研究不正は世界中で起こっており、日本も例外ではありません。基礎研究分野ではマスメディアで大きく騒がれたSTAP細胞事件が特に有名です。もともとは2014年に総合科学誌 *Nature* に発表された論文が発端で、公開直後からインターネット上で論文の図の不正な操作や文章の剽窃が騒がれ始め、遂には論文撤回にまで至りました。この事件の特徴は**インターネット上のツイッターやブログなどが研究不正の追及に大きな役割を果たした**点で、これについて、私は内科医の成松宏人先生らとともにツイッターと新聞報道の出現時期を比較した論文を発表しました。

　　Sugawara Y, et al. Scientific misconduct and social media: role of twitter in the Stimulus Triggered Acquisition of Pluripotency Cells scandal. *J Med Internet Res.* 2017 Feb 28;19 (2):e57.

　臨床研究分野でも同様な研究不正事件が日本でもいくつも起こっており、その中でも高血圧治療薬ディオバン事件は社会問題にまで発展しま

した。ディオバンに関する一連の臨床研究の論文は、2007年に the Lancet に発表されたものを含め日本の5つの大学から発表したもの全てが、データの捏造と判断され撤回されるという不名誉な結果に至っています。ディオバン事件は私も興味を持って経緯を追っていたので、以下に詳しく説明します。

ディオバンは2000年に日本で承認されたアンギオテンシンII受容体拮抗薬で、日本市場だけで累計1兆円以上を売り上げ、ブロックバスターと称される大ヒット薬になる程非常に多く処方されました。それに大きく貢献したと考えられるのが一連の臨床研究で、研究を実施する時点で奨学寄付金や講演料謝金などの形で、製薬企業側から大学の研究者側へ多くのお金が流れただけでなく、その研究結果も意図的にディオバンが有利になるよう操作され発表されていました。

この臨床研究不正は、脳血管障害や心血管系障害などのイベント発生率が、対照群よりもディオバン群の方で低率になるという点を売りにしていました。通常、ランダム化比較試験で最良の方法は、バイアスを避けるための二重盲検法を用いることです。しかし、the Lancet に発表された試験では、どちらの薬を使用しているか担当医が分かる Prospective Randomized Open Blinded Endpoint（PROBE）法を用いていたため、論文発表の当初からバイアスが入り込んでディオバン群がよい結果になったのではないかという批判がされていました。

事態が大きく動いたのは、別々に行われた一連の臨床研究において、いくつかの統計的な指標が奇妙な程一致している点を、循環器内科医の由井芳樹先生が the Lancet への Correspondence として指摘したことです。血圧などの臨床試験から得られる指標は、自然な状態ならバラツキがあって当然ですが、それが不自然な程一致しているということは人為的なデータ操作の存在を強く疑わせたのです。

Yui Y. Concerns about the Jikei Heart Study. *Lancet*. 2012 Apr 14;379 (9824):e48.

　研究不正を行った当事者は、不正を否定したり、不正の指摘に対応せず事態が沈静化するまで黙秘を貫いたり、という行為をしばしば行います。しかし、由井先生が統計的な不自然さという客観的な問題点を突いたこと、さらに the Lancet の編集部が自身のブランドを大きく毀損することになるにも関わらず、その主張を Correspondence できちんと取り上げたことが、ディオバン事件の真相を追及する上で非常に大きな役割を果たしました。この事件の教訓は、**論文は発表して終わりではなく、発表後も様々な観点から検討を続け、万が一不正の疑いが出た場合は、公開の場で議論する**ことの重要性を示したことにあると考えています。そのような点を、私も下記のいくつかの発表で取り上げました。

Tanimoto T, et al. Research misconduct and scientific integrity: a call for a global forum. *Lancet*. 2013 Sep 14;382 (9896):940.

Tanimoto T, et al. Misconduct: Japan to learn from biomedical cases. *Nature*. 2014 Aug 28;512 (7515):371.

Tanimoto T. A perspective on the benefit-risk assessment for new and emerging pharmaceuticals in Japan. *Drug Des Devel Ther*. 2015 Mar 31;9:1877-88.

　また、一流学術誌を舞台にした研究不正が日本から出たことは世界的にも非常に注目を集め、私も米国の科学誌 *Science* からこの問題に関し何度かインタビューを受けました。実際、研究不正は世界中どこの国でもありますが、日本発の研究不正論文は他国と比較しても決して少なくないようです。

Normile D. Japan. Tampered data cast shadow on drug trial. *Science.* 2013 Jul 19;341 (6143):223.

Normile D. Biomedicine. Faulty drug trials tarnish Japan's clinical research. *Science.* 2014 Jul 4;345 (6192):17.

日本で目立つ研究不正

　STAP細胞事件やディオバン事件より前の、2012年までに撤回された2047件の論文を調査した研究があります。それによると、研究のエラーによって撤回された論文は21.3%に過ぎず、捏造や改ざんなどの研究不正が43.4%、二重投稿が14.2%、盗用が14.2%に及び、研究不正が世界的に年々増加傾向にあることが報告されました。さらに、研究不正件数の国別順位では、米国、ドイツに続き、日本が第3位の座を占めており、一流誌に掲載され引用数も多かった撤回論文のランキングには、何人もの日本人著者が名を連ねていました。

Fang FC, et al. Misconduct accounts for the majority of retracted scientific publications. *Proc Natl Acad Sci U S A.* 2012 Oct 16;109 (42):17028-33.

　さらにそれ以外にも日本のマスメディアではほとんど取り上げられていませんが、少なくとも183本もの捏造論文を発表し世界記録ではないかと言われている著者も日本人の麻酔科医ですし、*JAMA*などの一流誌に数多くの不正な臨床試験を発表していた日本人著者は科学誌*Science*で特集を組まれています。

McHugh UM, Yentis SM. An analysis of retractions of papers authored by Scott Reuben, Joachim Boldt and Yoshitaka Fujii. *Anaesthesia.* 2019 Jan;74 (1):17-21.

Kupferschmidt K. Tide of lies. *Science.* 2018 Aug 17;361 (6403):636-641.

　研究不正は、科学の発展に悪影響があり、時には巨額の研究費が無駄に費やされるだけでなく、**特に臨床研究の場合は患者の治療への実害が起こりかねない**という点で悪質です。ディオバン事件の巧妙な点は、数多くの患者のうちの一部で発生しうる血管イベントが少なくなる点を捏造していたことで、一人ひとりを見ているだけでは患者本人も医師もその嘘が全く見抜けず、また、少し高い薬の費用を余分に保険から払っただけなので、個人レベルではほとんど被害が感じられないことです。日本全国で累積された過剰な治療費は数千億円レベルになるのではないかという見積もりもありますが、裁判では一審、二審とも無罪で、日本の法律では扱うのが非常に難しい事件となっています。過去の薬害事件では、製薬会社が副作用を隠していたといった形が多かったのですが、*the Lancet*などの一流誌を舞台にした被害者が見えにくい知能型犯罪とも言える、これまでにない形がディオバン事件だったと考えています。これをきっかけに2018年4月から臨床研究法が施行され、確かに同種の事件は今後起こりにくくなったと言えるでしょう。しかし、様々な手続きが余りに煩雑となり研究費も多くかかるため、私のような在野の臨床医が臨床試験を行うのはほとんど不可能になりました。同郷の先輩である里見清一（本名：國頭英夫）先生は「悪法の撤廃を主張する」と書いておられますが、私もそれに全く同意するところです。

研究不正の種類

　日本でこのような研究不正が頻発する背景には、日本の研究レベルが比較的高く発表論文数がそれなりに多いことに加え、これまで研究不正

に関する認識が高くなかったことがあると思われます。過去には**研究不正が疑われながらも所属施設が波風を立てることをよしとせず、お咎めなしで終わった事案も珍しくない**ようです。研究不正は専門性も高いことから、疑いがあったとしてもその調査に時間も労力も非常にかかります。臨床研究法施行の前に、過去の研究不正への対応をきちんとするのが本来あるべき姿のはずですが、ディオバン事件関連も含めてうやむやになっているのが日本の特徴だと思います。

　米国では、専門の政府機関として研究公正局（the Office of Research Integrity）が1995年から設けられています。日本でも数々の研究不正事件を受けて、2015年に文部科学省に研究公正推進室が設置され、国立研究開発法人 科学技術振興機構（JST）による研究公正ポータルサイトが開設されるなど、以前より研究不正に対する取り組みは強化されています。

　論文発表における**不正行為には大きく、捏造**（Fabrication）**、改ざん**（Falsification）**、盗用**（Plagiarism）があり、英語ではFFP、日本語では白楽ロックビル先生によってネカトとも略されています。

　文部科学省「研究活動における不正行為への対応等に関するガイドライン（2014年8月26日）」によれば、捏造は「存在しないデータ、研究結果等を作成すること」、改ざんは「研究資料・機器・過程を変更する操作を行い、データ、研究活動によって得られた結果等を真正でないものに加工すること」、そして盗用は「他の研究者のアイディア、分析・解析方法、データ、研究結果、論文又は用語を、当該研究者の了解もしくは適切な表示なく流用すること」とされています。さらに、「同じ研究結果の重複発表、論文作者が適正に公表されない不適切なオーサーシップなども不正行為の代表例」だとしています。

以上のように、日本でも研究不正は大きな問題であることが以前よりも広く認知されるようになっており、十分な知識を持った上で論文発表に取り組むことが不可欠です。**研究不正が出版社によって認定された場合、論文撤回（Retraction）の措置が取られます**が、論文撤回率は論文１万本あたり概ね数本程度あると言われています。

・Retraction Watch

https://retractionwatch.com

健康ジャーナリストによって運営されている論文撤回の有名ブログサイト。2018年10月には、18,000件以上の撤回論文のデータベースも立ち上がった（http://retractiondatabase.org/RetractionSearch.aspx?）。

・研究倫理（ネカト）

https://haklak.com/page_Milena_Penkowa.htmlPsykologisk/

白楽ロックビル先生による日本語で読める研究不正のまとめサイト。

第六節　利益相反を知る

Point

- 利益相反は患者の不利益を起こしうる。
- 利益相反の存在ではなく、透明性がないことが問題になる。
- 論文の解釈では、利益相反から生じうるバイアスを考慮する。

利益相反とは何か

　利益相反とは、**複数の利害関係者が存在し、関係者間の利益にとって、ある行為が相反する結果を引き起こす状態にあること**を指します。すなわち、何かをすることによって一部の関係者は利益を得るのに、残りの関係者には同じことが不利益をもたらす場合を言います。医学研究の発表では、**利益相反を適切に開示しているか否かが、以前に比べ近年では非常に重要視される**ようになっています。

　例えば、ある薬が有効だという論文があり、その結果を必要以上に強調していたとします。薬を作っている会社は売り上げが伸びて得をしますが、患者は十分効かない薬を飲まされて損をしてしまいます。また、ある薬の副作用に関する発表が隠されていた場合、これも製薬会社は薬が売れるので利益を得ますが、患者は副作用被害にあって不利益を被ってしまいます。

　このような利益相反が問題になる理由の一つは、本来は客観的、公平な立場で論文などの発表を行う立場にある研究者ら学術側が、産業側から資金援助を得たり株式を持っていたりなどの理由で、**産業側が不当に有利になるようバイアスのかかった判断をしてしまう場合がある**ためです。実際、エビデンス・レベルの高いランダム化比較試験においてさえ、主任研究者が金銭的な利害関係を持っていると、有意にポジティヴな試験結果に偏って報告されることが知られています。

Ahn R, et al. Financial ties of principal investigators and randomized controlled trial outcomes: cross sectional study. *BMJ*. 2017 Jan 17;356:i6770.

　医学研究では、薬などの開発を行って利潤を得ようとする産業側と研究者ら学術側の結び付きが、かなり密接になることがしばしばあります。会社から提供される結び付きは、例えば薬の説明会の際に無料で配られる弁当代程度のものから、学会発表のためのスライドや論文執筆のための労務提供、さらには億単位の寄付金まで多岐に渡ります。米国の研究では、医師は2000円未満の食事提供程度でも、製薬企業からの宣伝の影響を受けて処方を変えてしまうことが報告されています。

DeJong C, et al. Pharmaceutical industry-sponsored meals and physician prescribing patterns for Medicare beneficiaries. *JAMA Intern Med*. 2016 Aug 1;176 (8):1114-1122.

　利益相反のない状態で客観的な研究発表ができれば、それに越したことはないでしょう。ただし、研究の実施には多額の費用がかかることも多く、公的研究費だけでは賄えない場合などに、営利企業が資金提供を行うことは珍しくありません。また、営利企業の活動は医学を進歩させるための強力な動力源でもあり、産業側の努力で新たな治療法が開発され、人類に福音をもたらして来た事実は決して軽視できないでしょう。そのため、**産業側からの資金提供を無くしてしまえば済むという、単純な解決策とは行きません。**

　資金提供があっても、客観的に公平な研究が遂行されていればいいのですが、過去には企業との不透明な結びつきが患者に害をもたらした事件が度々起こりました。そのため、どの程度客観性が保たれる研究発表

なのか判断する材料として、**利益相反の可能性ある産業側との関係は全て透明化し、隠さずに公開**しようという流れが21世紀に入って世界的に進んだのです。

透明化が進んだ経緯

1999年に米国で起こった**ゲルシンガー事件**は、臨床試験にボランティアで参加した青年（ジェシー・ゲルシンガー：Jesse Gelsinger氏）を死亡させてしまった、利益相反問題の代表的な事例としてしばしば取り上げられます。遺伝子治療を開発していた会社の株式を担当医師が大量に保有しており、利益を目的に危険性を軽視して、いい加減な手順で試験を無理やり遂行したのではないか、という疑いが生じたのです。本当に利益が目的だったのか、単にいい加減な臨床試験をやっていただけなのか議論はあるようですが、ボランティアの青年の死亡という悲劇性が一大スキャンダルとなり、利益相反問題が非常に注目を集めるきっかけになりました。

もう一つ、米国で有名な利益相反問題の事例は、シクロオキシナーゼ-２阻害薬**Vioxx（Rofecoxib）で起こった大型薬害事件**です。この薬は、1999年に米国食品医薬品局（FDA）で承認され、2004年に販売中止となるまで2000万人以上が服用したブロック・バスターとなった人気薬でした（日本では幸いドラッグ・ラグがあり、この薬は販売されませんでした）。ところが、長期服用で死亡に繋がる心血管系の副作用が生じ得ることが判明し、しかも企業がそれを意図的に隠して販売促進を続け、研究者側も企業から多額の資金提供を受け、副作用隠しに加担していた疑いが持たれたのです。

米国では、利益相反問題の対策として、企業と医師や研究者との金銭的な関係の透明化を強化する方向に進みました。その代表が、2010年に米国医療保険改革法に関連して成立した**サンシャイン条項**（Physician

Payments Sunshine Act）です。これにより、10ドル以上程度のコンサルティング料、旅費、助成金などほぼ全ての企業からの対価を個別に政府へ報告することが義務化され、法律に基づく公開が2014年から始まり、その集計はウェブサイト上で誰でも簡単に検索出来るようになっています。

　支払い公開データの政府系ウェブサイトでは、例えば2017年では84億ドル、1154万件の支払いが行われており、医師の名前を入力するだけで誰がどの程度の支払いを企業から受けているのか簡単に調べることが出来ます（図2）。また、探査ジャーナリズムのProPublicaも同様のウェブサイトを立ち上げています（図3）。このような動きは米国が先行していますが、欧州や日本などでも同様な方向へ進みつつあります。

　日本で利益相反が特に大きく問題となったのは、やはりディオバン事件です。ディオバンの臨床試験が実施された2000年代当時は、まだ利益相反に関する認識が薄かったという時代背景はあるにしても、例えば*the Lancet*で発表された論文には「利益相反なし」と明記されていました。

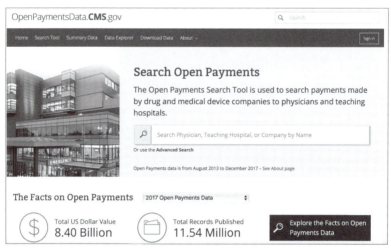

図2：米国のOpen Paymentsのホームページ
企業から医師への支払いを検索出来る。https://openpaymentsdata.cms.gov/

第六節 利益相反を知る

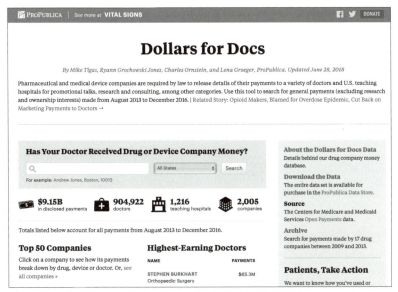

図3：米国の探査ジャーナリズムProPublicaによる支払い検索ホームページ
https://projects.propublica.org/docdollars/

　ところが、実際には製薬会社の社員が論文の統計解析に深く関わっており、さらに億単位の奨学寄付金や講師料などが企業から研究者側に渡っていました。企業との密接な金銭関係が、一連の臨床試験論文捏造の背景にあると考えられています。

　奨学寄付金は日本独特の制度で、民間企業や個人などから学術研究や教育の充実などに利用するという名目で寄付されるものです。正しい目的で使用されるならいいのですが、目的を問わず利用が可能なお金であるため、一種の賄賂のような形で機能しかねない点が批判され、近年は差し控える方向に進みつつあります。欧米では、例えば臨床試験の実施に使用する、などと使用目的を明確にした契約として資金提供を行うのが常識になっているからです。

　ディオバン事件に限らず、競合他社も資金提供で抱き込んだ大学教授らに高血圧薬の試験結果の誇大広告をさせていたり、白血病の臨床試験

49

の結果を患者の同意を得ず企業に横流ししていたりといった事件もほぼ同時期に起こり、日本でも利益相反の透明化を強化する必要性があることが社会認識として広く支持を得るようになりました。

利益相反管理の厳格化

　利益相反の管理について、2006年には文部科学省、2008年には厚生労働省がガイドラインを公表し、2011年には日本医学会や製薬会社の団体である日本製薬工業協会などもガイドラインを作成、各種専門学会などでも取り組みが進んでいます。**2013年からは米国のサンシャイン条項のように、講演料、コンサルト料などの医師への支払いを各企業が個別に公開**するようになっています。

　しかし、まだ問題が解決した訳ではありません。例えば、医師への資金提供が公開されるようになったとはいえ、日本では敢えて調べにくい形でしか行われていない場合が多く、各企業を直接訪問しないと情報が閲覧できなかったり、コピーを禁止して解析をやりにくくしたりするといった姑息な方法がしばしば取られています。新聞報道では、一部の医師は数千万単位の講師料などの資金提供を受けていることが判明しており、そのような医師が製薬会社の広告塔のような役割を果たしているのではないかという懸念が指摘されています。

　米国と同様に、支払い公開データの検索データベースが日本でも必要ではないか、と考えられ、探査ジャーナリズムを専門とするジャーナリズムNGO（特定非営利活動法人）ワセダクロニクルと私の所属する医療ガバナンス研究所と共同で、各社の資金提供を統一したデータベースを作成し、それを解析した論文を消化器内科医の齋藤宏章先生、尾崎章彦先生らと共に発表しています。

　Saito H, et al. Pharmaceutical company payments to executive board members of professional medical associations in Japan. *JAMA Int Med.* 2019 Feb 4. [Epub ahead of print]

　さらに、奨学寄付金や講師料などの形ではなく、**臨床試験支援組織といった第三者組織に企業から資金提供し、その第三者組織を迂回して研究者らにお金を渡す仕組みにも懸念**が持たれています。例えば、2017年に*NEJM*に日本のグループから発表された乳癌の臨床試験では、この仕組みが利用され、実際は企業からの資金提供があることがうやむやにされた形で論文発表が行われていました。尾崎先生が中心になり、この問題についていくつかの英文専門誌で発表を行いました。

Ozaki A. Conflict of interest and the CREATE-X trial in the New England Journal of Medicine. *Sci Eng Ethics*. 2018 Dec;24 (6):1809-1811.

Ozaki A, et al. A call for improved transparency in financial aspects of clinical trials: a case study of the CREATE-X trial in the New England Journal of Medicine. *Invest New Drugs*. 2018 Jun;36 (3):517-522.

　その他にも企業から患者会や各種メディアへの資金提供が、販売促進に利用されているとの指摘もされており、透明性を高めるための取り組みは今後も必要になってくると予想されます。そのため、ワセダクロニクルと医療ガバナンス研究所が作成したデータベースを元に、米国のOpen Paymentsと同様の製薬企業からの資金提供を検索出来る日本版の無料検索サイトを立ち上げ公開しています（図4／→P.52）。

　現在では、論文投稿に際して、**国際医学雑誌編集者委員会**（ICMJE、**International Committee of Medical Journal Editors**）**の利益相反開示のためのフォーム**が広く用いられるようになっており、論文投稿の過去36ヶ月間の助成金、講演料やコンサルタント料などの個人的収入、物品や旅費など

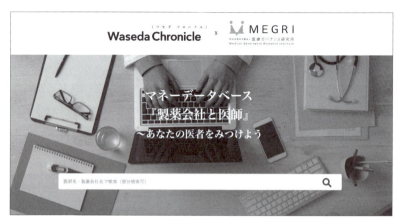

図4：日本版の製薬企業から医師への資金提供検索サイト
ワセダクロニクルと医療ガバナンス研究所（MEGRI）の共同制作で2019年1月に公開された。
※このマネーデータベース「製薬会社と医師」は、初回の公開では2016年度のデータが含まれ、今後も継続予定です。ワセダクロニクルは一般からの少額寄付（月額一口千円～最高額十口一万円）で運営されており、皆様からのご支援を是非よろしくお願い申し上げます。

の非財政的な支援や特許なども含めて、医学雑誌編集部に報告し情報開示をすることが求められるようになっています（表2）。

表2：国際医学雑誌編集者委員会（ICMJE）による利益相反の公開に関する定義

出版を意図している著作に関連する可能性のある利益相反全て （初期構想から計画、現在に至るまで、著作に関連する期間を含む）
投稿した著作の他でも関連のある経済的活動全て （投稿以前の過去3年に及ぶもの）
投稿した著作中に書かれている内容に影響を与えたと読者が認識しうる、または影響を与える可能性のあると捉えられるような、その他の関係性や活動全て （投稿以前の過去3年にあった全ての関係性に基づく）

http://www.icmje.org/coi_disclosure.pdf

　今のところ、利益相反については自己申告ですが、どこまで報告するか微妙な場合でも、開示しないよりは開示しておいた方が通常は無難であると言われています。意図的かどうかは別に、利益相反に関する誤った情報を掲載する問題についても今後議論が必要になるでしょう。

Column

無料医療系メールマガジン MRIC と MRIC Global

乳腺外科医　尾崎章彦（福島県）

　無料の医療系メールマガジンのエムリック（MRIC, Medical Research Information Center, http://medg.jp）は、内科医の上昌広先生が2004年に立ち上げ、以来15年以上、平日はほぼ毎日配信されています。私や谷本先生らが理事を務める医療ガバナンス学会発行で、登録者数5万人以上、医療関係者以外にも、政治、行政やメディア関係者も多数登録しているのが特徴で、MRICへの掲載を機に、他のウェブメディア等にもよく転載されます。

　様々な立場の方からオピニオン記事が寄稿され、当事者から具体例に基づくボトムアップの議論が行われます。内容も多岐に渡り、現場の医療問題や医療政策、製薬マネー、海外の医療事情、医療周辺の話題など、既存のマスメディアが取り上げない題材も多数発表され、多様な立場から発信するフォーラムの役割を果たしています。谷本勉強会から発表された論文の内容を、一般向けに分かりやすく紹介する記事も配信しています。

　私が編集長で英語配信をする MRIC Global（https://www.mricg.info）も2017年12月から開始し、週1・2回のペースで配信しています。日本の他、フィリピンやモロッコ、ネパールなど発展途上国からの記事を発表しました。英語圏以外からでも情報を発信し、後世に残す場と考えており、その代表として内科医の坪倉正治先生による福島県の地方紙「福島民友」での連載を英訳し、「Dr. Tsubokura's Radiation Lecture」として定期配信しています。これは、作家の村上龍先生が主催するメールマガジン JMM（Japan Mail Media）にも転載されています。2018年には MRIC・MRIC Global 合同エッセイ・コンテストを実施し、今後も毎年開催する予定です。

　MRIC、MRIC Global ともに皆様から寄稿を随時受け付けています。厳密な投稿規定はなく、MRIC では和文で3000字程度、MRIC Global では英文で1000語程度が1回分の目安で、連載にすることも可能です。掲載料はかかりません。論文紹介の場としても、是非下記まで投稿をお寄せ下さい。

・MRIC: http://medg.jp/support/contact.php
・MRIC Global: https://www.mricg.info/submission

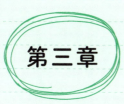

第三章

論文を書くための英文医学専門誌の読み方

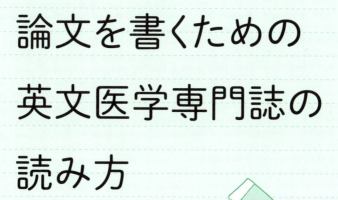

第一節　英文医学専門誌は何をどう読むか

Point

- インパクト・ファクターの高い医学専門誌を毎週読む。
- 医学総合誌でも網羅的に目次の全てに目を通す。
- 常に題材を探しながら読む。

> **インパクト・ファクターと専門誌**

　現代は情報過多の時代で、臨床医学関連でも同様に、毎週多くの医学専門誌が発刊され、数多くの新しい情報が入って来ます。英語論文だけでも年間数十万本以上が発表され、それを掲載する**英文専門誌もJournal Citation Reportsに掲載されるものだけで1万種類以上**あるようです。それに含まれないマイナーな専門誌や各国語の情報も加えれば、とても把握出来るものではありません。日本語の専門誌も数多くあり、各学会誌から商業誌まで、さらには医学系のインターネットサイトや書籍まで非常に多くの情報に触れることが出来ます。

　その中から取捨選択する訳ですが、私の場合は、**医学総合誌では*NEJM*、*the Lancet*、*JAMA*は必ず目次は毎週目を通す**ようにしています。さらに*the Lancet*と*JAMA*は名前を冠した系列誌を何種類も出しており、それらの幾つかに加え、専門領域の腫瘍学のトップジャーナルも簡単に確認します。私がチェックする主なものを列記すると、*the Lancet Oncology*、*the Lancet Infectious Diseases*、*the Lancet Hematology*、*the Lancet Global Health*、*the Lancet Public Health*、*the Lancet Planetary Health*、*JAMA Oncology*、*Journal of Clinical Oncology (JCO)*、*Blood*などになります。また、科学総合誌として*Nature*、*Science*なども確認するようにしています。これだけでも既にかなりの分量になるので、実

際には詳しく読めるものは限られます。

　数多くの英文医学誌の中から何を読むかですが、**専門誌はインパクト・ファクターなどの指標で点数化され、ランキングが付けられているので、それを参考に選ぶ**ことが多くなります。大学が偏差値などのランキングで格付けされているのと似たようなものです。例えば、2018年度発表のインパクト・ファクターをみると（**表1**／→P.20）、臨床医学誌で最も高い*NEJM*は79、その他、*the Lancet*は53、*JAMA*は47、*Nature*と*Science*は41とされています。

　専門分野ごとになってくると、インパクト・ファクターはその分野の研究者の多さにも左右されるので、異なる専門分野の点数を単純に比べるのは難しいことが多くなりますが、概ね10前後以上の数値が付けられている専門誌は一流誌といって差し支えないと思います。一方、日本から発刊されている専門誌については、例えば日本内科学会の英文誌*Internal Medicine*だと0.8とされており、欧米の専門誌と比べるとかなり大きな差が付いている現状にあります。Journal Citation Reportsでは約1万2000種類の専門誌にインパクト・ファクターが付与されていますが、20以上は約70誌（約0.6%）、10以上は約230誌（約2%）、5以上は約840誌（約7%）、3以上は約2500誌（約20%）、1以上は約8500誌（約70%）となっています。

　インパクト・ファクターは専門誌に掲載された論文が引用される度合いを数値化し格付けしたものと言えますが、**掲載されている個別の論文の質や著者の業績の数値を示している訳ではありません**。しかし、そうは言っても、*NEJM*や*the Lancet*などの超一流誌では、標準的な治療や教科書の記載が変わるようなインパクトを持つ研究が掲載されることが多くなります。論文を読む時間も限られていることから、なるべく質の高い情報を得ようとすると、インパクト・ファクターの高い専門誌を中

心に読み、低い専門誌は後回しになるのはやむを得ないでしょう。無論、個別の狭いテーマに絞って来ると、インパクト・ファクターとしては低い専門誌であっても有用な情報が掲載されていることも珍しくありません。自分が検討しているテーマに沿った論文であれば、掲載誌のインパクト・ファクターにそれ程拘りはなく、個別に論文を集めて吟味することになります。

NEJM について

それでは代表的な臨床医学専門誌である、*NEJM*に関してもう少し詳しく見てみましょう。私が*NEJM*などの専門誌を読むときは、第四章第三、四節（→P.107、112）でも示すようにレターを投稿することもしばしばあるので、**単に内容をチェックするだけでなく、レターのテーマになりそうな文献がないか、という目で読んでいます**。そのようにすることで、実際にレターの投稿までには至らなくても、ただ漫然と読むよりは扱われている題材について考えながら読むので、記憶にも残りやすくなるメリットがあると思います。

*NEJM*は成立までに多少の変遷はあるものの、1812年に米国のマサチューセッツ州ボストンで発刊された医学誌に起源を持つとされています。マサチューセッツ州医師会が発刊の権利を1ドルで買い取り、1928年から現在の*NEJM*に改称され現在に至ります。つまり、もともとは米国の一地方の専門誌に過ぎなかったのですが、第二次世界大戦後に米国が世界の医学の発展を牽引するようになったのに伴い、地元にハーバード大学など世界的な有力大学があることから、最新の医学情報を掲載する専門誌として強い影響力を持ち始めました。現在では、Journal Citation Reportsに収録されている153の総合医学誌の中でランキング・トップの座を占めています。

表3：NEJMの誌面構成例

Perspective	米国を中心とした医療の時事問題などに関する論説やエッセイが掲載される。
Original article	原著論文。3〜5報程度掲載される。
Review article	総説。
Images in clinical medicine	画像を伴った短い症例報告が2報掲載される。
Interactive medical case	オンラインでの設問付きで症例を提示する。
Case records of the Masachusetts General Hospital	ディスカッション形式で病理診断を含め、鑑別診断や治療方針を詳細に議論する。
Editorials	第一人者が同じ号に掲載された原著論文の背景や意義を解説する。
Clinical implications of basic research	最新の基礎研究の知見とその臨床応用に関する意義を短く解説する。
Correspondence	症例報告や原著論文に関する短い議論が掲載される。

　*NEJM*は週刊で、日本時間では毎週木曜日の朝に最新号が発表され、私は木曜日の朝起きるとまずウェブサイトで目次をチェックするのが習慣になっています。内容の構成をみると（表3）、まず視点（Perspective）として、医療政策や医療の時事問題を扱った話題、エッセイなどが4〜5本掲載されています。**米国の専門誌という色合いが色濃く出ており**、バラク・オバマ前大統領やビル・ゲイツが医療問題をこの欄に寄稿したこともありました。他国や国際的な医療問題が扱われることも稀にありますが、自国のことにしか関心がないのかと思うくらい米国国内の問題が中心に扱われています。これは、ある程度競合的な関係にある**英国の *the Lancet* が、グローバル・ヘルス色を打ち出しているのと対照的**です。

　次に、専門誌の屋台骨である原著論文（Original articles）が3〜5本程度掲載され、主に新薬の臨床試験や大規模な疫学調査、ゲノム解析など新しい発見を加えた症例報告やケースシリーズの結果などが取り上げられます。特に、新薬や新規治療を標準治療と比較したランダム化第3相比較試験が掲載されることが多く、医療の流れを牽引する世界最新の治療方法のエビデンスを発表し宣伝広告する場として重要な役割を果たし

ているのが見てとれます。なお、原著論文では補遺（Supplements）として、論文内には掲載しきれなかった図表や、臨床試験プロトコールなどの情報も入手可能なので、特に精読する場合はこれらも合わせてウェブサイトからダウンロードするとよいでしょう。

　論説（Editorials）では、通常、特に重要な原著論文に対し、専門家からの背景情報や意義の説明が加えられるので、原著論文と合わせて読むことで、さらに理解が深まります。最近では数分で分かりやすく内容をまとめたFree quick take video summaryがしばしば付けられるので、これも合わせて見ておくと勉強になります。

　また、*NEJM*では、Clinical practice、Review articleといった形で様々な分野の総説論文もよく掲載されるので、最新の知識を整理する教科書的な情報も提供されます。このような論文は引用数も多くなるので、インパクト・ファクターの数字を稼ぐための戦略として取り入れられている面もあるようです。特徴的な写真と簡単な症例の説明を加えたImages in clinical medicineという人気コーナーもあります。様々な疾患のインパクトのある写真が掲載されることが多く、症例報告の英語表現を短時間で学ぶのにも役に立ちます。世界中から珍しい医学写真の投稿が集まるため、私も1回くらい載せてみたいと思っていますが、この欄に掲載されるのはかなり競争率が高いようです。

　症例の学習用に、Case records of the Massachusetts General HospitalやClinical problem solving、Clinical decisionsといったコーナーもあり、研究論文とは異なりますが、様々な診断学や治療を勉強するのに役立ちます。さらに臨床情報だけでなく、最新の基礎医学の知見を紹介するClinical implication of basic researchという欄もあります。末尾には通信（Correspondence）欄があり、簡単な症例報告や原著論文に関する専門家同士の詳細な議論が掲載され、これも深い内容があるので目を通しておくとよいと思います。

以上のように、さすがに最高峰の総合医学誌と言われるだけあって、原著論文以外にも内容が非常に充実しており、実際に読んでみてもよく考えお金をかけて作り込まれているのが分かり、読み応えのある専門誌です。コンテンツの概要やインタビューを音声で紹介する**ポッドキャスト**も分かりやすく、**医学英語の勉強には最適な教材の一つ**でしょう。米国礼賛的で自己中心的なイメージはありますが、毎週読むのが楽しみな医学誌であることは認めざるを得ません。

The Lancet について

　*The Lancet*は1823年に創刊された英国系の医学専門誌で、外科手術用のメスと採光用の窓の二重の意味を持つ掛詞として、その名称を使用したそうです。医学に光＝知恵をもたらす、という含意があります。ちなみにサー・アーサー・コナン・ドイルのシャーロック・ホームズ・シリーズにも *the Lancet*の名は登場します。*NEJM*は医師会専門誌ですが、*the Lancet*は1991年からは**オランダの学術系大出版社 Elsevier 社が所有している商業誌**になっており、1995年から長きに渡って医師のリチャード・ホートン（Richard Horton）氏が編集長として舵取りをしています。この辺りの専門誌の成り立ちが、後述するような誌面作りの違いにも影響しているようで、*NEJM*と *the Lancet*の関係は、総合科学誌の*Science*と*Nature*の関係とも似ているところがあるように思います。

　さて、*the Lancet*は日本時間の毎週金曜日朝に発刊され、姉妹誌として腫瘍学、血液学、小児科学、糖尿病代謝学、消化器肝臓病学、国際保健、HIV感染症、一般感染症、神経学、プラネタリー・ヘルス、精神科学、公衆衛生、呼吸器学、デジタル・ヘルスを月刊で出しており、さらにオープン・アクセス・ジャーナルとして *EbioMedicine*、*EClinicalMedicine*も出しています。この *the Lancet*のブランドを利用した事業拡

表4：The Lancet の誌面構成例

Editorial	1ページで1本、及び半ページ2本の合計3本で構成される。
Comment	各分野の第一人者が同じ号に掲載された原著論文の意義を解説したり、時事問題を扱ったりする。
World report	欧米に限らず世界の様々な国の医療問題を記者がレポートする。
Perspectives	医学・医療関連の書評、映画、展覧会情報など。
Orbituary	訃報欄。
Correspondence	医療問題に関するオピニオンや原著論文のデータに関する議論のやり取りが、短く掲載される。
Articles	原著論文。3～4報程度掲載される。
Clinical picture	画像を伴った症例報告。
Seminar	総説。
Health policy, Essay	医療政策に関する論考やエッセイの掲載もある。

大は今のところ成功しているようで、概ねこれら姉妹誌も高いインパクト・ファクターを有しています。この商売の方法も、同じく英国の科学誌 *Nature* が様々な姉妹誌を数多く発刊しているのと似ています。

誌面は、論説（Editorial）、原著論文の解説やエッセイなどを載せたコメント（Comment）、世界の医療事情を紹介するワールド・レポート（World report）、人物紹介や書評、映画評などを載せる展望（Perspectives）、通信欄（Correspondence）、そして原著論文が3～4本、画像を載せた Clinical picture、総説（Seminar）といった構成で成り立っています（表4）。新薬の臨床試験結果などがしばしば掲載されるのは *NEJM* と同様ですが、大きく異なるのが国際保健、グローバル・ヘルスに非常に力を入れている点です。世界の疾病負荷を定量的に解析した Global Burden of Diseases など、**世界の医療の課題を論じる原著論文、それに加え世界各国の医療事情に関する記事を好んで載せています。**

私も、しばしば日本の医療問題に関するレターを *the Lancet* に掲載し

てもらいますが、そのような記事は競合誌の*NEJM*に掲載されることはまず考えられません。*NEJM*が自国を重視しているのに対し、*the Lancet*は世界市場を非常に重視しており、国ごとの医療特集が組まれることもあります。2011年には国民皆保険50周年記念として日本の特集が組まれ、日本代表として特集号の音頭をとった、国際保健が専門の渋谷健司先生の御厚意で、私も共著者の一人として記念号に参加する機会を頂きました。

Shibuya K, et al. Future of Japan's system of good health at low cost with equity: beyond universal coverage. *Lancet*. 2011 Oct 1;378 (9798):1265-73.

医学総合誌の役割

*NEJM*と *the Lancet*を毎週読んでいると、これらは**単に象牙の塔的に医学研究の原著論文を掲載するだけの専門誌ではなく、医療政策に関する論壇誌や学習用の教育誌としても非常に重要な役割を果たしている**ことを痛感します。日本では、各学会誌、医師会や行政の専門誌、商業誌など色々乱立していますが、誰もが購読して読む影響力の強い専門誌は何かと言われると、私にはよく分かりません。

ただ、*NEJM*や *the Lancet*のような**インパクト・ファクターの高い欧米の専門誌を、盲目的に礼賛するばかりではいけない**と思います。例えば、Elsevier社の出版事業は、IT企業を凌ぐ40%にも及ぶ利益率を持っており、このような出版社は世界中から最先端の科学情報を集めるだけでなく、とんでもない暴利も貪っていると言われています。それに対抗する動きとして『SciHub』のような海賊版論文提供サイトが出て来た他、2018年には『Paywall』という出版社批判のドキュメンタリーも製

作され話題となりました（https://paywallthemovie.com）。無料で閲覧出来る
オープン・アクセス・ジャーナルの数が増えたり、粗悪な学術誌ハゲタ
カ・ジャーナルが問題となったりするのも、このような文脈で考える必
要があるでしょう。ロシアの数学者グレゴリー・ペレルマンはポアンカ
レ予想を証明した論文を、ほとんど査読のないプレプリント・サーバ
arXivで公開したことで有名です。また、人工知能を使って科学論文の
査読を行う試みも始まっています。査読付き英語専門誌で論文を発表す
ることが、科学関連の情報流通に持つ役割も今後変わってくるかもしれ
ません。

　何れにせよ、**自国語の質の高い情報媒体を有していることは、その国
の医療のみならず、文化、歴史や政治にも重要な意味を持ちます**。日本
でも、蛸壺的な学会誌やあまり熱心には読まれないような質の高くない
商業医学誌ばかりでなく、分野横断的に、さらには医療関係者以外から
も注目されるような総合医学誌が出来て欲しいと昔から思っています。
それは英語ではなく、むしろ日本語で発刊されるべきでしょう。出版業
界は斜陽産業のようになりつつありますが、医療界はまだお金が回って
おり、本書のような比較的高額な値段でもある程度市場が成立する分野
です。日本の医療を向上させるために、*NEJM*や *the Lancet* のように注
目される質の高い日本語の総合医学誌があってもいいのではないでしょ
うか。

第二節　臨床研究の読み方・考え方(1): 評価項目

Point

- 有効性で評価された具体的な内容に着目する。
- 評価項目の主要と副次では意義に雲泥の差がある。
- 代替評価項目の臨床的意義を理解する。

評価項目の考え方

　臨床試験のうち、**第1相試験、第2相試験、第3相試験の違い**はご存知のことだと思います。例えば、新薬の開発の臨床試験（いわゆる治験）では、第1相試験は薬の安全性や投与量を確認するために、ごく少数の被験者（健常者または患者）を対象に、少量から段階的に量を増やして、安全に投与可能で、かつ有効性が期待出来ると考えられる推奨投与量の設定が行われます。それを受けて、第2相試験では患者を対象に特定の疾患での有効性、安全性の検討が行われます。

　第3相試験では、さらに大規模に複数の医療機関が参加して、より一般診療に近い形で有効性、安全性の検討が行われ、しばしば**ランダム化比較試験**の形式が採用されます。標準治療の対照群と新薬などを用いた介入群とに、患者をランダムに割り振って、両者の有効性と安全性の成績を比較します。新薬開発の治験の詳細は専門書をお読み頂くとして、ここでは新薬などの臨床試験の有効性、特に**エンドポイント（Endpoint; 評価項目）の意義**は何か、それをどう解釈するかを議論します。これを知っておくのは、論文を読む時だけでなく、臨床試験を立案するときにも役に立ちます。

　一口に有効性があるとかないとか言っても、**何の結果に基づいてそう**

判断したのかを正確に理解しておくのが重要です。臨床試験は実地診療とは異なり、その名の通り目的をもった「試験」です。予め何らかの目的を設定し、決められた患者数に対し、決められた期間だけ行われるものです。その目的が達成されれば試験は終了であり、有効性や安全性が証明されていない治験薬などの介入を、終了後もずっと行うことは通常はありません（複数の実地診療のどちらがよいか比較する製造販売後の臨床試験や、臨床試験外で治験薬を提供するコンパッショネート・ユースなどの例外はありますが…）。

この試験の目的を定義する言葉が、「評価項目」ということになります。臨床試験での評価項目は複数設定することが多く、最も重要なものが**プライマリー・エンドポイント**（Primary endpoint; 主要評価項目）です。これを軸に、どのくらいの被験者を組み入れるか、どれくらいの期間試験を実施するのか、などの試験デザインが決まります。**セカンダリー・エンドポイント**（Secondary endpoint; 副次評価項目）は、プライマリー以外で重要とされる指標であり、基本的には事前に何を評価するか決めておく必要があります。もちろん、後付けで別の指標を持ち出して来て、データを検討することもありますが、その場合には結果として高い信頼性を置くことは出来ず、飽くまで探索的な評価になります。そのため、事前に決めたセカンダリー・エンドポイント（Prespecified secondary endpoint）として重要な項目を試験開始前に定めておき、それも考慮した上で試験の症例数や期間を決める場合もあります。

評価項目の考え方をサッカーに例えて言うなら、主要評価項目はゴールが入った数に相当します。これが、試合（試験）の勝敗を決める重要な指標だということが理解出来るのではないでしょうか。副次評価項目は、例えばペナルティの数やボールの支配率、シュート数といった様々なその他の指標に相当します。よく比較試験などで、主要評価項目は達成できなかったけど、副次評価項目で差があったので云々という議論はあり

ますが、これはサッカーの試合で負けたけどシュートの本数は多かったとかコーナー・キックは多かったとか言うのと同じようなものです。それらに一定の意味はありますが、主要評価項目の結果を覆すほどの重みはありません。このように、**データを解釈する上での主要と副次の温度差の違いは理解**しておいた方がよいでしょう。

　評価項目は病気の種類や試験の目的などによって、様々なものが設定されます。例えば癌であれば全生存期間や無増悪生存期間、奏効率、降圧薬であれば血圧低下率や脳梗塞、心筋梗塞などの心血管イベント発生率、といった具合です。**一口に有効性が証明されました、と言っても、その有効性の指標を具体的にみると様々なものが用いられている**ことに注意しなければなりません。では、医薬品の開発過程でどのようなエンドポイントが用いられていたのか、具体例で見てみましょう。ここで取り上げるのは白血病の治療に用いる分子標的薬です。

実例で考える評価項目

■ 第1相試験の評価項目の例

Talpaz M, et al. Dasatinib in imatinib-resistant Philadelphia chromosome-positive leukemias. *N Engl J Med.* 2006 Jun 15;354 (24):2531-41.

　この試験は典型的な第1相試験の用量漸増試験 (Dose-escalation study) として実施され、ダサチニブという分子標的薬が、一番少ない1日25mgの用量から少しずつ増量され、最大の1日240mgまでが84名の患者で検討されました。主要評価項目は、この治験薬の忍容性 (Tolerability) と安全性 (Safety) を定めることで、それによって次の第2相試験以降での推奨用量を設定することが試験の目的となります。また副次評価項目として、薬物動態や白血病に対する効果、遺伝学的な反応に関連する可能性のあ

る指標を検討することが設定されました。

　このように、**第１相試験の段階では、そもそも薬が患者に投与可能かどうか、可能ならばどの用法・用量が適切かを検討するのが主要な目的**で、有効性やその他の検査項目は予備的に検討する程度の扱いとして実施されます。*NEJM*に掲載された理由は、この治験薬は、従来からあるイマチニブという標準的治療薬よりも、効果が高くなるよう特別にデザインして作成された分子標的薬であり、それを新たに開発し、このタイプの白血病の治療法を書き換える可能性があるという新規性が評価されたことによります。

■ 第２相試験の評価項目の例

　Cortes JE, et al. Results of dasatinib therapy in patients with early chronic-phase chronic myeloid leukemia. *J Clin Oncol*. 2010 Jan 20;28(3):398-404.

　この治験薬は、上記の第１相試験では明確な用法、用量が定まりませんでした。このため第２相試験では、ダサチニブを１日１回100mg、または50mgを１日２回のどちらかで使用する形で、計62名の患者が組み入れられました。主要評価項目に設定されたのは検査指標であり、12ヶ月の時点での白血病の細胞遺伝学的効果の改善率と、安全性として有害事象の発生率も同時に評価されました。また、副次評価項目として、全生存期間や無イベント生存期間、有害事象などによる中止率なども合わせて評価されました。

　第２相試験の段階では、次の第３相試験が控えているので、ある程度有効性と安全性の見積もりを行うことが、試験の目標となります。第２相試験で、何の治療法がよいのか最終的な結論が出ることはほとんどありません。どれくらい病気が治ったのか、生存率が改善したのか、他の

薬と比べてどうか、という点はよく分からないのです。そういう点で、この試験は総合誌の*NEJM*ではなく、分野別の腫瘍学の一流誌*JCO*での掲載になっています。

■ 第3相試験での評価項目の例

Kantarjian H, et al. Dasatinib versus imatinib in newly diagnosed chronic myeloid leukemia. *N Engl J Med.* 2010 Jun 17;362 (24):2260-70.

　従来からの標準的治療薬であったイマチニブを対照群、治験薬ダサチニブを介入群とし、有効性、安全性を比較検証するための、ランダム化で患者を両群へ割り振る第3相比較試験が行われました。白血病患者における、治療開始後12ヶ月後までの完全細胞遺伝学的効果が主要評価項目として設定されました。そして、この有効性の指標を用いて、標準治療の対照群と比べて介入群が優越性を示すことが出来るか検証されました。この薬での有効性の指標として、第3相試験においても、生存期間の延長のような真の評価項目ではなく、検査値の改善という代替評価項目が採用された点には充分な注意が必要です。

　この試験のような、新薬の承認の可否に関わるような研究の場合は、主要評価項目の設定が非常に重要な意味を持っています。もし主要評価項目が達成できなければ、製薬会社にとっては多くのお金と時間、労力を費やした医薬品開発が失敗してしまうことを意味しています。本来であれば全生存期間のような真の評価項目を設定することが望ましいのですが、このタイプの白血病は標準的治療薬が非常によく効いて予後も健常人とほとんど変わらないくらいよいので、真の評価項目を設定すると数千や数万単位くらいの多くの患者数を組み入れ、しかも10年では利かないくらい長期間の試験期間を要することになりかねません。そのような試験を実施することは実質不可能なので、医薬品の承認審査を行う規制当局と交渉し、現実的に可能な評価方法として、この検査値の改善が

代替の指標として主要評価項目として選ばれたという背景もあります。

このように、**第3相試験の真の評価項目は、病気の治癒であったり全生存期間の延長であったりするのが望ましいのですが、実施可能性の問題で検査値の改善のような代替評価項目**（Surrogate endpoint）**が選ばれる場合があります**。代替評価項目の場合は、ゴールデン・スタンダードと呼べるような定まったものがないことも多いので、しばしば何を用いるのが最適なのか議論の対象になります。そこで注目されるのが、類似薬として他の会社からほぼ同時で開発されていた別の分子標的薬ニロチニブの第3相比較試験のデザインです。これもダサチニブの論文とほぼ同じ形でイマチニブをコントロール群として実施されましたが、主要評価項目は12ヶ月時点での分子遺伝学的効果というものでした。代替評価項目として微妙に異なるものが使用されており、その点を私たちはレターで誌上議論しました。

Saglio G, et al. Nilotinib versus imatinib for newly diagnosed chronic myeloid leukemia. *N Engl J Med*. 2010 Jun 17;362 (24):2251-9.

Tanimoto T, et al. Second-generation BCR-ABL kinase inhibitors in CML. *N Engl J Med*. 2010 Oct 21;363 (17):1672.

細かい指標の意味合いはさておき、ここで理解頂きたいのは、薬などの治療の有効性を評価する上で、具体的に何をもって有効だといっているのか、という点です。**評価項目が代替か真か、主要か副次か、などで有効性の程度を判断する温度感が違ってきます**。論文を深く読み解いたり、自分で臨床試験を立案したりする上で、この理解を正確にしておくことが重要だと思います。すなわち、「この試験結果から、ある治療の有効性は証明されています」、といった安直な言説を解釈するときには注意が必要だということです。

第三節 臨床研究の読み方・考え方(2)：交絡因子

Point
- 臨床研究では因果関係を単純に断定しない。
- 結果の解釈では、交絡因子が存在する可能性を考慮する。
- 明記されていない併用療法が、交絡因子になる場合もある。

交絡因子とは何か

治療を行った結果、一定の効果が得られた、などの因果関係を考察する上で**交絡因子**が問題になる場合があります。まず、物事の原因となる事象A（治療など）と、その結果もたらされる事象B（有効性など）を考えてみましょう（図5）。

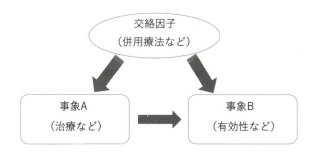

図5：交絡因子の概念図
事象AとBの関係を考えるとき、第3の事象が存在するとき、交絡因子と呼ばれる。

実際の医療では、様々な要素が絡んで来るため、単純に事象Aの結果、事象Bが起こったと結論付けられないことがしばしばあります。第3の関係する別の事象（併用療法など）があり、事象Aと関連があって、さらに事象Bにも影響与えてしまうのです。ただし、この第3の事象は事象A

とBの間には介在しません。この場合の第3の事象を交絡因子と言います。

　ここで交絡因子の例として取り上げるのは、論文では触れられていない有効な併用療法が存在する場合です。現代の医療では複雑な手順で診療行為が進められるため、単純に二種類の介入群と対照群だけに着目して比較すれば問題ないという事案は限られています。他の治療法などが有効性に影響を与えてしまう可能性もしばしば存在するため、臨床試験計画では併用禁止の治療を事前に決めるなどして、併用療法が試験結果に影響を与えないように配慮するのが通例です。しかし、数多くの因子を全て試験計画に含めるのは難しいことも多く、特に単一施設でなく、複数の施設で実施する大規模試験では、施設ごとや担当医ごとにやり方のばらつきがしばしば生じます。そのため、併用療法はどうなっていたのか、という点はしばしば議論の対象になります。すなわち、**臨床研究では、因果関係を単純に断定できない場合がよくある**のです。

　臨床試験の主要な目的は、当然ながら介入群の有効性評価にあります。特に第1相、第2相試験を経て有効性が期待出来る薬などは、第3相試験において標準治療を対照群においた上で、介入群をランダム化により割り当て有効性の比較を行います。有効性を明確に数字で示す上でランダム化は強力な手法ですが、その結果の解釈にはいくつか注意を要する場合があります。

　交絡因子の影響を少なくするのが、ランダム化の手法が取られる理由です。特に、**プラセボ対照を用いることが出来れば、様々なバイアスを排除する上で有利**になりますが、実際の臨床試験ではそのようにすることが難しい場合も珍しくありません。例えば、抗がん剤は、剤型や用量調整、毒性を管理する上での問題もあり、**プラセボを置かず、どの薬を使ったのか研究者側も患者側も分かった上でデータを集めるオープン・ラベルの形で試験実施をせざるを得ない場合もしばしばあります。**そのようなランダム化の手法の問題点も、論文を読む上で頭に入れておくと

いいでしょう。

では、併用療法が交絡因子となる可能性について議論を行った実例を3点みてみましょう。

交絡因子となる併用療法に関し議論した実例

■ 主たる治療に併用する支持療法の、生存率への影響を議論した例

Dimopoulos MA, et al. Carfilzomib or bortezomib in relapsed or refractory multiple myeloma (ENDEAVOR): an interim overall survival analysis of an open-label, randomised, phase 3 trial. *Lancet Oncol.* 2017 Oct;18 (10):1327-1337.

Tanimoto T, et al. Carfilzomib for relapsed or refractory multiple myeloma. *Lancet Oncol.* 2018 Jan;19 (1);e1.

再発・難治性多発性骨髄腫患者を対象に、2種類のプロテアソーム阻害剤を比較したランダム化第3相比較試験で、薬の投与方法が異なるためオープン・ラベルで実施されました。比較試験では、両群で患者の背景に目立った偏りがないか検討されますが、この試験ではベースラインでの臨床的背景や治療歴、予後因子などはバランスよく分布しており、全生存期間は新薬群で有意に延長していた、という結果が報告されました。典型的な新薬の第3相試験の成功例を報告した論文のスタイルです。

そこで私たちは、論文では言及されていない併用療法に注目しました。多発性骨髄腫は、骨組織にも脆弱性を起こし骨折をしばしば誘発するため、骨を強化するためにビスフォスホネート製剤が使用されますが、実は抗骨髄腫効果も有することが知られています。実際に別の研究では、ある種のビスフォスホネート製剤の併用療法によって、無増悪生存期間、全生存期間とも延長することが報告されていました。

これは重要な交絡因子になり得るものです。生存期間を延長させる併

用療法が、もし新薬群だけに偏って投与されていたとしたら、新薬の有効性は実は併用療法によってもたらされていた、ということになりかねません。介入群なのか標準治療群なのか誰にも分からない二重盲検試験であれば、このような潜在的な交絡因子の影響を避けることが出来る可能性が高くなりますが、**オープン・ラベル試験の場合、意図的ではなかったとしても、併用療法に両群間で偏りが起こってしまうかもしれません**。この論文に関しては、追加解析の結果、この併用療法についても両群で偏りはなかったことが確認され、論文の結論に変わりはないことが報告されました。

■ 外科手術時の抗生物質予防投与の効果について消毒法の影響を議論した例

Weber WP, et al. Timing of surgical antimicrobial prophylaxis: a phase 3 randomised controlled trial. *Lancet Infec Dis.* 2017 Jun;17 (6):605-614.

Kanemoto Y, et al. Timing of surgical antimicrobial prophylaxis. *Lancet Infect Dis.* 2017 Oct;17 (10):1019-1020.

　成人の一般外科の入院患者を対象に、手術部位感染の抗生物質による予防として、二つの投与方法がランダム化比較されました。抗生物質の執刀前の投与時間帯を、標準療法群では約１時間前、介入群では直前に行い、投与の実施に関わった研究者はどちらの群か分かってしまうため、患者と試験結果の評価者には盲検がかかる方法が取られました。術後30日以内の手術部位感染の発症率が主要評価項目とされ、結果的には両群に明確な差は認められませんでした。

　外科医の金本義明先生らとともに着目したのは、手術前の消毒方法に両群で偏りがなかったかどうかという点でした。ポビドンヨードとクロルヘキシジンによる消毒を比較した場合、後者の方が長い有効時間を持つため、手術部位感染の予防や費用対効果も優れるという報告もなされ

ていたからです。論文では消毒方法にまでは触れられていませんが、**多施設共同であるため施設や術者ごとにやり方が異なり、試験結果に影響を与えた可能性**を議論しました。

■ **消化管外科手術後の食事の影響について議論した例**

　Song M, et al. Fiber intake and survival after colorectal cancer diagnosis. *JAMA Oncol*. 2018 Jan 1;4 (1):71-79.

　Kurokawa T, et al. Fiber intake and colorectal cancer. *JAMA Oncol*. 2018 Aug 1;4 (8):1135.

　大腸癌と診断後の食事内容が生存率にどの程度影響するかを評価した前向きコホート研究の論文で、診断後6ヶ月から4年の間の食事の摂取状況に関する質問紙調査が行われ、中央値で8年の経過観察後の転帰が報告されました。その結果、食物繊維が多く含まれる食事を摂取した患者程、大腸癌関連死亡率と全死亡率とも低率であることが示されました。これに対し、外科医の黒川友博先生らと共に、手術後での高食物繊維食の安全性の問題、及びバイオマーカーとの関連性についての議論を行いました。

　以上のように、**一流誌に掲載されるような論文でも、重要な交絡因子になり得る併用療法が、明確には検討されていない場合が時々あります。**論文を読み解く上で、実際の臨床上の流れを思い浮かべながら、介入方法だけでなく、その周辺の併用療法についても検討を行っておくと、より深く内容を理解出来ることになると思います。**最近の論文では、付録として試験プロトコール本体も入手出来る場合が多くなっている**ので、論文に明確な記載がなくても、試験プロトコールの中身まで確認すると、併用療法の扱いをどうしていたのか、詳しい情報まで確認することが出来ます。

第四節　臨床研究の読み方・考え方(3)：前後の治療

Point

- 介入の前後の全体的な治療経過の流れを念頭に入れる。
- 治療歴が評価に影響を与えることもある。
- 長期的な評価項目は介入後の別の治療にも影響される。

前後の治療歴を考える

　治療の経過が長い疾患では、段階的に様々な治療が行われます。そのため、長い経過の中で一部分だけ切り取った結果を見るだけだと、全体の経過を見誤る可能性があります。臨床研究では通常経過の一部分が報告されますが、そのような論文を読む場合でも、その**前後の経過についても考慮**して読んでおくと理解が深まります。

　例えば臨床試験では、試験への参加登録後、ある一定の期間に薬の投与や手術などの介入が行われます。その後、試験の中止、脱落、終了などの理由で介入は終了し、介入後の経過観察へ移行します。疾患が治癒し正常な状態まで回復するのであれば、介入前後に行われた治療の影響はほとんど考慮しなくても大丈夫だと思います。例えば、ずっと昔に罹患した肺炎が治癒していれば、現在の治療にはほとんど影響はしないでしょう。しかし、**完治しなかったり再発したりする疾患の場合、一連の治療の経過の中で、一次治療、二次治療、三次治療などと、逐次的に治療が進んで行きます**。この場合、それぞれの治療が単一で完結せず、相互に影響を及ぼし合うこともしばしばあるため、論文のテーマになっている一つの治療だけでなく、前後の治療にも着目した上で考察する必要があります。

典型的なのは、癌の化学療法です。例えば、全身転移した癌の治療として複数の抗癌剤を組み合わせた化学療法が行われる場合、通常は標準治療とされる薬剤の組み合わせで一次治療が開始されます。しかし、完全寛解となる例は少なく、部分寛解や治療抵抗性だったり、完全寛解後に再発したりすることも珍しくありません。その場合、一次治療とは異なる薬剤の組み合わせで、二次治療、三次治療と進む訳ですが、**それぞれの治療を評価する時、その前後の治療の影響が関係している場合があるの**です。

前後の治療の影響について議論した具体例

■ 去勢抵抗性前立腺癌での免疫療法の評価におけるステロイド治療の影響を議論した例

Kantoff PW, et al. Sipuleucel-T immunotherapy for castration-resistant prostate cancer. *N Engl J Med.* 2010 Jul 29;363 (5):411-22.

Tanimoto T, et al. Sipuleucel-T immunotherapy for castration-resistant prostate cancer. *N Engl J Med.* 2010 Nov 11;363 (20):1966.

前立腺癌は多くの場合、緩慢な経過を辿り徐々に増悪するため、その経過の中で様々な治療が行われます。この論文では、プラセボ対照二重盲検ランダム化比較試験として、去勢抵抗性前立腺癌の患者を対象に、自己活性化細胞免疫療法の有効性の検討が行われました。主要評価項目は全生存期間とされ、プラセボに比較して有意に延長したことが報告され、その有効性は前治療や後治療に使った化学療法には影響されないという結果でした。

私たちは、治療の過程におけるステロイドの影響に着目しました。前立腺癌における化学療法では、それ単独ではなく、しばしばステロイドも併用されます。周知のように、長期のステロイド治療は免疫抑制作用

を有するため、この論文のような免疫療法では特にステロイドの使用方法が問題になる可能性は否定できませんでした。**長期的な作用を持つ薬剤同士の相互作用が問題となる**典型例ですが、議論の結果、論文のデータのみでは明確な結論が出せず、ステロイドの影響は今後の課題として検討される方向になりました。

■ 慢性リンパ性白血病の抗体薬併用化学療法の後治療の生存への影響について議論した例

Hallek M, et al. Addition of rituximab to fludarabine and cyclophosphamide in patients with chronic lymphocytic leukaemia: a randomised, open-label, phase 3 trial. *Lancet*. 2010 Oct 2;376 (9747):1164-74.

Tanimoto T, et al. Rituximab-containing therapy for chronic lymphocytic leukaemia. *Lancet*. 2011 Jan 15;377 (9761):205.

慢性リンパ性白血病も前立腺癌と同様に、緩慢な経過を辿り、その経過の中で様々な治療が行われます。この論文では、初発の患者を対象に、化学療法のみを対照群、化学療法と抗体薬の併用を介入群におき、オープン・ラベルでのランダム化第3相試験が実施されました。その結果、主要評価項目に設定された無増悪生存期間が介入群で有意に延長し、それに加え、副次評価項目の全生存期間も有意に延長していたことが示されました。

　このような結果は、実は長期の経過を辿る疾患では珍しいことです。通常、初回の治療が行われた後、増悪した場合は試験終了となり、別の化学療法などの二次治療以降が実施されます。二次治療以降もある程度の有効性が示されることが多く、また、対照群では初回治療で行われなかった介入群に切り替える（クロスオーバー）治療が行われることもよくあります。このため、初回治療により無増悪生存期間で差が認められたとしても、二次治療以降の救援治療でその差が縮まったり消失したりしま

す。その結果、**無増悪生存期間で差があっても、全生存期間では差が無くなるという試験の方が多い**のです。

　この論文で、無増悪生存期間のみならず、全生存期間まで延長していた理由として、救援治療でもとても追いつけないくらい大幅な有効性の差が初回治療で生じていた可能性がまず考えられます。しかし、本試験はオープン・ラベルで行われているため、誰がどの治療をしたのか分かっています。そのため、**後治療の選択にバイアス**が生じて、穿った見方をすれば介入群で積極的に有効な後治療が行われたために、試験終了後に対照群との治療方法に偏りが生じ、全生存期間が延長した可能性も考えられます。この点に関し、論文ではデータが示されず、十分な議論が行われていませんでした。そこで、私たちは試験終了後の、後治療の内容の両群での差の有無について指摘しました。その結果、まだ報告の段階では後治療を行った患者が少なく、その違いを論じるには時期尚早ではないかという議論となりました。

■ 進行期急性リンパ性白血病での新規抗体薬の比較試験に関し議論した例

　Kantarjian H. et al. Blinatumomab versus chemotherapy for advanced acute lymphoblastic leukemia. *N Engl J Med*. 2017 Mar 2;376 (9):836-847.

　Mori J, et al. Blintumomab for acute lymphoblastic leukemia. *N Engl J Med*. 2017 Jun 8;376 (23):e49.

　再発・治療抵抗性の急性白血病は化学療法にほとんど反応せず、予後は非常に不良です。この疾患に対する新たな治療として、２種類の表面抗原に結合する新規抗体薬が開発されました。ＣＤ３を発現している細胞傷害性Ｔ細胞に結合すると同時に、ＣＤ19を発現している白血病細胞にも結合することで、自己のＴ細胞の殺細胞効果を増強するという薬剤です。化学療法を対照群、この新規抗体薬を介入群として、オープン・ラベルでのランダム化第３相比較試験が実施され、主要評価項目とされた全生

存期間は介入群で有意に延長していました。

　血液内科を専門とする森甚一先生らと共に着目したのは、白血病細胞が新規抗体薬に対しても薬剤耐性を獲得する場合、表面抗原のCD19が消失してしまうことが過去の研究で知られていた点です。実は、CD19を標的とする有望な新薬が他にもあり、もし新規抗体薬を使ってCD19が消失してしまうと、別の新薬が使えなくなる可能性が考えられたのです。その場合、**どのような順番で一連の治療を行うのが最良の戦略か**という問題が生じます。議論の結果、厳密なデータがまだ集められていませんでしたが、少数の患者では実際にCD19が消失していたという知見が得られました。しかし、多くの患者では抗体治療後の再発でも別の新薬が使用出来る可能性が示されました。

　以上のように、一つの疾患に様々な薬が開発されており、一連の経過の中でそれらの薬を併用したり、順番に使ったり、その順番を入れ替えたりと、治療の経過には様々なパターンがあります。そのため、経過の中で前後に行われた治療が、相互に影響を及ぼす可能性も論文を読む中で考えておく必要はありますし、これは実際に診療に当たるときにも関係してくるデータの読み方となってきます。

第五節 臨床研究の読み方・考え方(4): 安全性

Point

- 安全性プロファイルの特徴を押さえる。
- 有害事象の重症度グレードの高さに着目する。
- 前後の治療歴も安全性に関係する。

安全性プロファイルの評価

　医療行為は常に有効性と安全性のバランスの上に成り立っています。どのような医薬品や医療機器でも有害事象を引き起こす可能性はありますし、当然ながら外科的処置は人体に意図的に侵襲を加える行為です。使い古された格言ですが、"First, do no harm" と言われるように、**医療行為を行う場合は、そもそも本当に実施した方がいいのか、という観点を常に忘れない**でおく必要があります。

　臨床研究の論文でも、有効性に加えて必ず安全性の結果の記載があります。有効性と安全性をそれぞれ考慮して、検討された医療行為は妥当な範囲と言えるのか、それとも注目すべき安全性上の問題がありうるのか、その場合、どのような患者でどのような時に問題になるのか、といった議論が行われます。

　例えば医薬品について検討を行った論文であれば、安全性プロファイルという形で、研究期間中に観察された様々な有害事象が記述され、分かりやすくするためしばしば一覧表として掲載されます。治療した患者の中で、検査値や対象臓器別に、AST上昇、ALT上昇が何％、下痢や末梢神経障害が何％、といった具合に示されます。また、それぞれの重症度も重要で、患者が気にならない位ごく軽度なのか、死亡に繋がる程

重篤なのか、グレード別に有害事象の評価が行われます。標準化された基準が通常用いられ、**米国国立癌研究所**（National Cancer Institute、NCI）**が作成した有害事象の共通用語規準 Common Terminology Criteria for Adverse Events**（CTCAE）がしばしば使用されます（https://ctep.cancer.gov/protocolDevelopment/electronic_applications/ctc.htm）。

　CTCAE は米国食品医薬品局（FDA）など世界の医薬品規制当局で使用する共通の医学辞書（Medical Dictionary for Regulatory Activities、MedDRA）に準拠しており、臓器別の大きな分類（System Organ Class、SOC）から細分類に分けて細かく定義付けられ、最新の第 5 版を見ると837種類もの有害事象が記載されています。5 段階のグレードに分けられ、**軽症はグレード 1 、中等症はグレード 2 、重症はグレード 3 、重篤はグレード 4 、そして死亡にまで至るものはグレード 5 、と定義**されています（表 5）。

表 5 ：有害事象の評価基準 CTCAE（第 5 版）の抜粋例

MedDRA SOC	Cardiac disorders	Gastrointestinal disorders
CTCAE Term	Aortic valve disease	Ascites
Grade 1	Asymptomatic valvular thickening with or without mild valvular regurgitation or stenosis by imaging	Asymptomatic; clinical or diagnostic observations only; intervention not indicated
Grade 2	Asymptomatic; moderate regurgitation or stenosis by imaging	Symptomatic; medical intervention indicated
Grade 3	Symptomatic; severe regurgitation or stenosis by imaging; symptoms controlled with medical intervention	Severe symptoms; invasive intervention indicated
Grade 4	Life-threatening consequences; urgent intervention indicated (e.g., valve replacement, valvuloplasty)	Life-threatening consequences; urgent operative intervention indicated
Grade 5	Death	Death

医療行為の安全性を検討する上で判断が容易なのは、やはりランダム化第3相比較試験の報告です。どのような有害事象が、どの程度増減するのか、対照群と介入群を比較検討して検討出来るからです。第2相試験など、単一の群しかない論文もよくありますが、例えば10%の患者でグレード3の肝障害やグレード4の腎障害が生じたという報告を目にしたとしても、治療選択肢としてそれがいいのか悪いのかの解釈は疾患の重篤性や患者の予後などのコンテクストを考えないと判断が困難です。先行文献を元にした議論を行うことはできますが、研究の実施方法や対象患者が研究ごとに異なるため明確に議論するには限界があります。また、ランダム化第3相比較試験でも、除外された患者層や長期の副作用、非常に稀な副作用を評価するには限界があり、決して万能ではありません。

Infections and infestations	Nervous system disorders	Respiratory, thoracic and mediastinal disorders
Skin infection	Encephalopathy	Sleep apnea
Localized, local intervention indicated	Mild symptoms	Snoring and nocturnal sleep arousal without apneic periods
Oral intervention indicated (e.g., antibiotic, antifungal, or antiviral)	Moderate symptoms; limiting instrumental ADL	Moderate apnea and oxygen desaturation; excessive daytime sleepiness; medical evaluation indicated; limiting instrumental ADL
IV antibiotic, antifungal, or antiviral intervention indicated; invasive intervention indicated	Severe symptoms; limiting self care ADL	Oxygen desaturation; associated with pulmonary hypertension; medical intervention indicated; limiting self care ADL
Life-threatening consequences; urgent intervention indicated	Life-threatening consequences; urgent intervention indicated	Cardiovascular or neuropsychiatric symptoms; urgent operative intervention indicated
Death	Death	Death

LLN, lower limit of normal; ADL, activity of daily living.

論文を解釈する上では、**医療行為がどのような安全性プロファイルを持っているのか、頻度が多いもの、特徴的なものはあるのか、比較試験であれば対照群と介入群で大きく異なるものがあるのか、などに注目し**ます。さらに、それらの有害事象がどのような患者に生じやすかったのか、例えば高齢者に多かったとか、心疾患の既往がある患者によく認められたとかの情報があれば、実際に日常診療でその医療行為を実施する時にも大変参考になります。

それでは、私たちが安全性に関して実際にレターで議論を行った例をいくつか見てみましょう。

安全性に関する議論の実例

■ 乾癬患者を対象にした新規抗体薬の鬱症状について議論した例

Griffiths CE, et al. Comparison of ixekizumab with etanercept or placebo in moderate-to-severe psoriasis (UNCOVER-2 and UNCOVER-3): results from two phase 3 randomised trials. *Lancet.* 2015 Aug 8;386 (9993):541-51.

Tsuda K, et al. Ixekizumab for psoriasis. *Lancet.* 2016 Jan 16;387 (10015):225-6.

中等症から重症の乾癬患者を対象とし、インターロイキン17Aを標的に用いた新規抗体薬を介入群、プラセボもしくは別の抗体薬を対照群においたランダム化第3相比較試験です。この論文に関し、血液内科医の津田健司先生らとともに、有害事象の評価として皮膚に関連した生活の質についての評価基準が用いられていたことに着目しました。

乾癬患者は他の自己免疫疾患と同じように鬱を発症するリスクが高く、さらに炎症と鬱の関連性が過去の文献で報告されていました。インターロイキンは鬱の病因にも関与しうるという基礎実験の例があることや、

他の同様の抗体薬で精神系への影響が問題になっていたことから、この新規抗体薬でも精神的な有害事象を評価する必要性について指摘しました。すなわち、**論文のテーマとなっている臓器以外に生じる安全性の問題**も議論が必要になる可能性があるのです。

■ 悪性リンパ腫の治療に伴う中枢神経毒性に関し、過剰治療の可能性を議論した例

Récher C, et al. Intensified chemotherapy with ACVBP plus rituximab versus standard CHOP plus rituximab for the treatment of diffuse large B-cell lymphoma (LNH03-2B): an open-label randomised phase 3 trial. *Lancet*. 2011 Nov 26;378 (9806):1858-67.

Tanimoto T, et al. CNS prophylaxis in diffuse large B-cell lymphoma. *Lancet*. 2012 Apr 21;379 (9825);1485-6.

悪性リンパ腫において、通常量の抗体併用化学療法を対照群、用量を強化した抗体併用化学療法を介入群としたランダム化第3相比較試験の報告です。用量を強化することで有害事象も医療費も増加するデメリットが当然ながら生じましたが、それでも、対照群より介入群の方が無増悪生存率、全生存率も共に優れるという結果が報告されました。

私たちが注目したのは、中枢神経浸潤に対する予防の問題です。悪性リンパ腫の診療で中枢神経浸潤の管理に苦労した私自身の経験に基づき、議論を発展させることが出来ました。論文を読む時も、実際の診療経験に照らし合わせながら考えることの重要性を示していると思います。この試験では、全例に中枢神経浸潤の予防療法が実施されていましたが、疾患のリスクに応じて発症リスクも異なることが知られていました。用量の強化そのものが中枢神経浸潤予防にも繋がることが見込まれるため、別途行われていた予防療法を省くことで有害事象の発症を減らせる可能性があるのではないか、という点を議論しました。**主たる治療の強度を**

高めることで、補助療法を減らし、また、その毒性を減らせるのではないか、という観点です。

■ 急性リンパ性白血病の抗体薬に特有の肝毒性を議論した例

Kantarjian HM, et al. Inotuzumab ozogamicin versus standard therapy for acute lymphoblastic leukemia. *N Engl J Med.* 2016 Aug 25;375 (8):740-53.

Mori J, et al. Inotuzumab ozogamicin for acute lymphoblastic leukemia. *N Engl J Med.* 2016 Nov 24;375 (21):2100.

再発または治療抵抗性の急性リンパ性白血病患者を対象に、通常の化学療法を対照群、抗癌剤を包合した新規抗体薬を介入群とした、ランダム化第3相試験の報告で、介入群で寛解率、全生存期間ともに優れることが示されました。しかし、造血幹細胞移植を受けた患者が一部におり、この患者群で高率に特徴的な肝毒性が認められました。

実は、この新規抗体薬より以前から使用されている**類似薬でも、同様の毒性がしばしば認められる**ことが分かっていました。類似薬では移植と薬の使用期間が近接していると毒性が発症しやすいとされていたことから、森甚一先生らとともに、同様な傾向がこの新規抗体薬でも認められる可能性はないのか、という点を議論しました。

なお、第二章第一節（→P.17）でも紹介しましたが、医薬品の安全性評価のエキスパートである大島康雄先生との共同研究で、公開されている安全性情報の大規模データベースを用い、医薬品の承認時には知られていなかった新たな有害事象の可能性を論じた研究をいくつか発表しています。公開データベースなので使用するのに特段の研究費も用いず、アイデアと解析技術のみで、ほとんど費用をかけずに一流誌で研究発表することが出来ました。その一つは、免疫チェックポイント阻害薬と分子

標的薬の相互作用で、特徴的な有害事象の一つである間質性肺炎が増加する可能性を指摘したものです。同様に、血管内皮細胞成長因子の伝達経路を標的とした一群の薬剤で、大動脈解離のリスクが増加する可能性についても共同研究を発表しています。

■ 安全性の公開大規模データベースを用いた研究例

Oshima Y, et al. EGFR-TKI-associated interstitial pneumonitis in nivolumab-treated patients with non-small cell lung cancer. *JAMA Oncol.* 2018 Aug 1;4 (8):1112-1115.

Oshima Y, et al. Association between aortic dissection and systemic exposure of vascular endothelial growth factor pathway inhibitors in the Japanese Adverse Drug Event Report Database. *Circulation.* 2017 Feb 21;135 (8):815-817.

このように、一連の治療の中では安全性に関しても医療行為が相互に影響を及ぼし合う可能性はあり得るので、論文を読むときの論点になりますし、研究の題材にも発展することがあります。**医療行為によって生じるごく稀な有害事象については、それが広く普及して多くの患者で長年使用されたデータが積み重なって初めて判明するものもあります。**発売されて間もない医薬品などは、使用されたのが数百例から数千例ということはしばしばあるため、**小児、妊産婦や高齢者、臓器障害や特有の疾病を持っている患者で実施されたデータはほとんどない**、ということは珍しくありません。論文で読んだ医療行為を実臨床に適応する上での注意点になりますし、特徴的な患者群に対象を絞った場合の安全性の問題は新たな研究テーマとなる可能性も秘めています。

第六節　臨床研究の読み方・考え方(5):統計学的事項

Point

- 統計学的事項は臨床的な意味付けを常に考える。
- *P*値ばかりを重要視せず、総合的な結果の解釈を行う。
- カプラン・マイヤー曲線と統計指標の考え方を知る。

統計学的事項の臨床的意味付け

　一定数以上の患者集団のデータを扱った論文では、医学統計を利用したデータ分析が通常行われます。医学統計はそれだけで本一冊が書けるテーマになり、多くの出版物が既に発刊されています。ここで全てを説明することは出来ませんから、統計を専門としない一般の臨床医から見て、臨床研究の論文を読む上でしばしば出てくる統計学的事項のいくつかを例として取り上げます。

　成書を読むなりインターネット検索なりですぐ分かるので、定義を繰り返すことはしませんが、平均値（Mean）、中央値（Median）、標準偏差（Standard deviation）、信頼区間（Confidence interval）、*P*値（*P*-values）など頻出する基本的な統計用語の意味を押さえておくことは重要です。しかし、統計家ではない普通の臨床医にとっては、その臨床的意義を常に考えながら数字を解釈出来ることの方が大切です。統計家にとっては算出された数字かもしれませんが、臨床医にとっては患者集団や治療の傾向を理解し、臨床に役立てることが目的であって、**臨床的な意味付けが出来てこそ統計学的な解析が生きてきます。**

　例えば、抗癌剤の新薬の臨床試験にありがちなことですが、論文で対象となった患者の年齢分布の中央値や標準偏差などの要約統計量を見る

と、若年患者に偏って登録されていることがしばしばあります。周知のように、癌の発生率は高齢になる程指数関数的に伸びてくるため、実臨床ではむしろ高齢者で抗癌剤を使う機会の方がはるかに多くなります。治療法の評価を厳密に行うため、現実世界（リアル・ワールド）と異なる理想化された環境で得られた試験結果だけをみて、何も考えずにエビデンスと信じてしまってはいけません。

　P値の意義付けもしばしば議論になりますが、$P = 0.05$の意味は20回に1回は偶然に差異が観察される確率があるということです。この**0.05はよく統計学的に有意な重要所見として扱われますが、この数字自体は慣習的に決まってきた**もので、ある意味恣意的な数字として受け止める必要があります。もし20の臨床試験を集めて治療法を検討したら、実際には有効ではない治療だったとしても、そのうちの一つの試験は$P = 0.05$の結果を出してもおかしくはありません。P値は値が小さい程偶然に差異が観察される確率が小さくなり、0.01であれば100回に1回、0.001であれば1000回に1回ということになります。多重比較も色々な場面で問題になりますが、**多くの因子を検定したり、研究対象をいくつかの小集団（サブグループ）に分けて解析したりすると、偶然に有意差を持つ結果が紛れ込む確率が高くなります。**多重比較で認められた有意差については過大評価を行わず、臨床的に説明が付くのか、他の研究でも同様の結果はあるのか、など統計結果を超えた考察が重要になってきます。

　P値は比較的分かりやすく注意を引きやすいということもあり、医学論文でP値ばかり強調されることが問題視されています。P値そのものが仮説検定のエビデンスの尺度になる訳ではなく、**統計学的な有意差が認められたことと、臨床的に意味があることは必ずしも同義ではありません。**臨床研究で検討されたサンプルの数が少なすぎると、臨床的に意味のある差が実際に存在していたとしても、有意差が出ずに見過ごされてしまう可能性が高くなります。逆に大規模な臨床研究を実施すれば、

臨床的には余り意味のない差であっても統計学的な有意差が検出されてしまうこともあり得ます。なお、**ぎりぎりの値でP値が有意とならなかった場合、統計学的な有意差がある傾向が出たとする表現は間違っており**、一流誌の中ですらそのような誤用があることが知られています。「有意差が出る傾向にある」ことの定義は存在していないため、主観的な判断で「傾向がある」と表現すること自体を禁止している専門誌もあります。むしろ、信頼区間の大きさや効果の大きさ（エフェクト・サイズ）、研究の規模から言える検出力、研究デザインなど他の要素を勘案する必要があります。エフェクト・サイズは、データの種類によりますが、相対危険度やオッズ比、ハザード比などで示され、**P値ばかりに気を取られず、他の指標も見た上で研究結果を解釈しなければいけません。**

　臨床研究でよく出てくる、**カプラン・マイヤー曲線**（Kaplan-Meier curve）についても少し解説します。1958年に不完全な観察データを取り扱う手法として公表され、以降、生物学領域を中心に生存時間（Time-to-event）を解析する際の標準的な手法の一つとして頻用されています。例えば、抗癌剤や手術の治療成績を示す論文では、縦軸に生存の割合、横軸に日数などの経過時間を取り、患者が死亡するごとに段階的に右肩下がりとなるカプラン・マイヤー曲線を示し生存時間を図示することは、ほぼ必須になっています（図6）。

　カプラン・マイヤー曲線の作成のためには、**始点と終点が必要**になります。始点は治療を開始した時点や臨床試験に登録した時点などに設定されることが多く、何をエンドポイントとして評価するかに応じて定義が厳密に決められ、**時間経過とともに定められたイベントが発生したか、もしくは観察打ち切り（censor）となるかで終点が決められます。**例えば、癌の臨床試験では全生存期間（OS、Overall survival）がしばしば用いられますが、OSではイベントは死亡日（原因を問わない）とされ、観察期間中

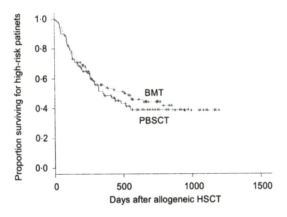

図6：カプラン・マイヤー曲線の例
縦軸は生存の割合、横軸は治療実施後の経過日数を示し、2種類の治療方法の成績を比較している。
HSCT; hematopoietic stem cell transplantation, BMT; bone marrow transplantation; PBSCT, peripheral blood stem cell transplantation.
Tanimoto TE, et al. Comparative analysis of clinical outcomes after allogeneic bone marrow transplantation versus peripheral blood stem cell transplantation from a related donor in Japanese patients. *Br J Haematol*. 2004 May;125 (4)480-93.

に生存の場合は最終の確認日で打ち切りとして扱われます。もう一つよく用いられる無増悪生存期間（PFS、Progression-free survival）では、イベントは原病の増悪と判断された日または死亡日とされ、打ち切りはOSと同様です。**イベントが発生すると、生存時間曲線は右肩下がりとなり、打ち切りが生じた場合の曲線は変化しませんが、代わりに短い縦ヒゲが曲線上に表されます。**

　なお、イベント発生の確率は、打ち切り例もそうでない例も同様という仮定で計算されているため、仮にイベントが発生しそうな症例をその前に打ち切りとして扱ってしまうとバイアスの原因になります。よくマスメディアで癌の生存率のランキングなどの特集が組まれますが、癌専門病院などではしばしば状態が悪い患者を終末期まで看取らず、積極的な治療が出来なくなった段階で緩和ケアのある病院に転院させることが

珍しくありません。実際に公表されているデータで各病院がどのように生存率を扱っているのか詳細までは知りませんが、もしかすると終末期の転院例を打ち切りとして扱って、生存率を過大評価するという統計のトリックが使われている例もあるかもしれません。

　さて、**OSで評価される死亡日はかなり客観性が高く、評価項目のゴールデン・スタンダードと考えられますが、イベント発生までに長時間を要したり、評価しようとしている治療の後に行われた他の治療の影響を受けたりするなどの欠点もあります。**このためより短い期間で評価可能な**代替評価項目（Surrogate endpoint）としてPFSも頻用される**ことになりますが、PFSにおける原病の増悪と判断された日というのは解釈が難しい場合があります。何故なら、どのように増悪を判断したかは、担当医の主観や診療の状況にも左右されてしまうからです。例えば、患者が何となく具合が悪そうなので増悪だろうと判断するとか、客観性のある画像検査であっても検査を当日緊急に入れて評価するのと1ヶ月後に検査予約を入れてその結果を待って決めるのとで、結果に大きな誤差が入り込む余地があります。

　他にも、t検定、カイ二乗検定（Chi-squared test）、Mann-Whitney U検定、リスク比（Risk ratio）、オッズ比（Odds ratio）、相関係数（Correlation coefficient）、回帰分析（Regression analysis）、コックス回帰分析（Cox regression analysis）など頻用される統計事項が多くありますが、統計の数字を過信せず臨床的意義付けをしっかり考えることが重要です。また、臨床研究の結果にはどうしても偶然の要素は入り込むため、*NEJM*のような一流誌に一つのランダム化比較試験の結果が発表されたからといって、医療のやり方が一瞬で全て置き換わるというものではありません。**独立した別のグループで追試が行われ同様の結果が確認されて行くことによって、徐々に標準化され世界に広まっていくのが一般的**だということも理解しておきましょう。

Column

研究のプロセスは新規事業立ち上げと重なる

内科医・産業医　津田健司（神奈川県）

　私は大学時代、将来研究はやらないぞ、と心に決め、基礎研究室配属でも「試験管を振らなくてよい」という理由で国際保健を選択しました。しかしそんな私も、2016年から3年間で23本（筆頭は8本）の論文を発表しました。ひとえに谷本勉強会の皆様のおかげです。谷本先生は、研究のどの段階でも相談に乗ってくれますが、特に初稿を上げてからのスピード感には目を見張ります。「上司に送っても1ヶ月は音沙汰がないのが当たり前」という声を聞く中で、大抵翌日には修正点が英語、日本語で返って来ます。遅くとも次の勉強会（1週間後）までには必ず返信が来ます。初稿を上げてから何十回も推敲を繰り返し、贅肉を削ぎ落とした筋肉質な文章を作り上げて行くのです。

　論文では、目的、方法、結果が対応した分かりやすいストーリーラインの文章が必要です。医師は患者に病状説明する際、複雑な事象を複雑に話し、全く伝わらないことがよくあります。論文でも書きたいことがありすぎて、文章が複雑になってしまいます。しかし、論文は調べたことを披露する場ではありません。「10調べたら1使う」位で、本当に大事なことを簡潔な論理構造で伝えるべく、捨てる情報の選択こそが経験値なのかと思います。

　さて、私は2018年に大学病院を辞め、合同会社ケンワークを創業し、産業医としての活動も始めました。会社を作り運営するに当たって、研究の経験が大変役に立っています。研究の一連のステップを分解すると、「①未解決の課題を同定する」「②その課題を解決する仮説は何かを考える」「③参考になる世界中の先行文献を探す」「④解決に必要なデータを抽出する」「⑤費用を確保する」「⑥データをまとめ、正しく解釈する」「⑦発表する」、となります。これらは、新規事業を立案し遂行して行くプロセスと大きく重なります。また、研究は、様々な能力を持つ共著者が参加する「協力ゲーム」という面もあり、会社運営にも通じるところがあります。谷本勉強会は自由な雰囲気の中で、自分の仮説や方法論を前向きな形で批判してもらい、ブラッシュアップしていく場で、ありそうでなかなかない貴重な空間だと思います。

　私は臨床も大好きですが、ある程度続けるとルーティーン・ワークになってしまう部分がどうしても出て来ます。臨床医も研究を平行して行うことで、人生をより豊かに出来るのではないかと思います。

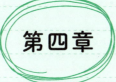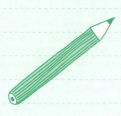

第四章

英語論文を書く

第一節　症例報告のススメ

Point

- 臨床医がまず手を付けるべき形式。
- 今や症例報告専門誌は数多い。
- 退院サマリーとは異なり、主題となるストーリーを伝える。

症例報告は臨床医の論文の基礎

　臨床医として最初に取り組む論文としては、やはり症例報告が入りやすいのではないかと思います。症例を国内の学会で発表する機会は多いので、是非合わせて英語論文化にも取り組むべきでしょう。症例報告はいわゆるエビデンス・レベルのヒエラルキーでは下の方にあり、掲載される専門誌もインパクト・ファクターの高いものでは稀なため軽視されがちですが、**診療から得られた経験や知識を具体的に世に残すための手段の出発点**であることは間違いありません。

　英語での症例報告は、多くの読者を必ずしも獲得しなくても、PubMedに掲載される専門誌を選べば潜在的に世界中の診療現場に後世まで知識を還元出来ます。日本の学会発表だけでは、その場限りでお終いになってしまいます。かかる労力は、学会発表も英語論文も実は大差はありません。**一般的には臨床研究の原著論文よりも分量は少ない点、診療経験から得られた一次情報を記録する点、さらに、論文の基本構造は網羅しているので、原著論文に取り組む場合にも執筆技術を応用出来る点**で、まず取り組む発表形式として症例報告は臨床医に適していると思います。

　情報の流通手段として従来の専門誌では誌面やコストの制約があり、症例報告が出来るスペースが限られていました。しかし、インターネットが普及した現代では、**オンライン・ジャーナルの形で症例報告専門誌**

表6：症例報告が掲載される総合専門誌の例

NEJM	非常に稀だが原著論文で発表されることはある。Correspondence欄での掲載は時々ある。Images in clinical medicineは毎週2報。
The Lancet	通常 Clinical picture として報告される。
JAMA	Clinical challenge としてクイズ形式の欄あり。
Mayo Clinic Proceedings	症例報告や画像の欄あり。
QJM	症例報告や画像の欄あり。
Medicine (Baltimore)	オープン・アクセス誌で症例報告も取る。
Internal Medicine	日本内科学会の英文誌、症例報告多数掲載。
Cureus	無料で投稿でき、症例報告も取る。

表7：症例報告専門誌の例

BMJ Case Reports	イギリスの名門BMJ Groupから2008年に創刊された症例報告専門誌。採択率61％（2018年度）。
Oxford Medical Case Reports	収益が日本最大手の講談社（世界ランク18位、2017年度）を上回るオックスフォード大学出版局（17位）からの発刊。
Journal of Medical Case Reports	ドイツのSpringer Nature社（8位）から発刊。
Case Journal	世界2位のRELX Group傘下のオランダElsevier社から発刊。
Radiology Case Reports	Elsevier社から発刊される放射線画像の症例報告に特化した専門誌。
International Journal of Surgery Case Reports	Elsevier社から発刊される外科領域の症例報告に特化した専門誌。
American Journal of Case Reports	アメリカのInternational Scientific Information社から1999年に創刊された老舗症例報告専門誌。

が数多く出現し、発表の場は以前より格段に広がっています（**表6、7**）。また、症例報告のスペースを特別に設けていない専門誌であっても、**レター欄など英文500語前後の短い枠で、症例報告を受け付けてくれる場合もあります**。文章中心だけでなく、**画像を提示するPictureなどの欄での短い症例報告**を受け付ける専門誌も数多く存在します。

報告すべき症例の見付け方

　症例報告の歴史は古代エジプトも含めれば数千年に及び、**最も基本的かつ伝統的な報告スタイル**と言えます。古代エジプトの医学書エドウィン・スミス・パピルスは紀元前1600年頃成立したと考えられていますが、外傷や頭部、体幹の疾病の典型例として、実務経験に基づいた48例が記載されているそうです。紀元前400年のヒポクラテス全集や、紀元2世紀のガレノスによる症例報告も知られています。

　全く新しい疾患を新たに見付ける機会は現実的にはほとんどないと思いますが、1817年にジェームズ・パーキンソンが "An essay on the shaking palsy" という症例報告を行いその名を疾患名に残していますし、1981年に発表された同性愛者のカポジ肉腫の症例報告がエイズの発見に繋がったのは有名な話です。日本では橋本病、菊池病、川崎病などの有名な疾患も、元はそれぞれの先生が執筆された症例報告から始まっています。日本内科学会誌は1913年第1巻からアーカイブされており、『人類ノ腸内ニ「アメーバ」ヲ発見セシハ決シテ新シキ事実ニアラズ（原文は旧字体）』のような文体の症例報告を数多く閲覧することが出来ます。

　Evidence-Based Medicine（EBM）の流行後、多数の患者の情報を抽出したランダム化比較試験やメタアナリシスはエビデンス・レベルが高いとして評価されてきました。しかし、抽象化された統計データでは臨床の細かい情報は失われますし、集団の傾向から外れたデータは捨てられてしまいます。今後は、巨大データベースの構築と人工知能の発展により症例報告の価値が復権し、症例報告の持つ個別具体的な情報をもっと診療に反映させることが可能な時代が実現するかもしれません。

　難しい症例が送られてくる大学病院や専門病院と異なり、一般の診療所や病院では業務のほとんどがルーティーンとして消化されるため、報告に値する症例に遭遇する機会はそれ程多くはないかもしれません。た

だ、年に数回くらいは、**普段見ている患者とは少し違うとか、文献を調べてみないとよく分からないと思う症例**に遭遇することはあるでしょう。そのような時は症例報告の題材になるチャンスです。実際によくよく調べて考えてみると、報告する程でもなかったり、診療や他の仕事の優先順位が高く、お蔵入りになったりしてしまうことも多いでしょう。それでも、日常診療を行いながら、症例報告の機会に繋がる出会いがあるかもしれないことを常に頭の片隅に留めておくべきではないかと考えています。

　症例報告は、当然ながらそれに値する患者との出会いが必要です。よく知られている疾患でも、**通常とは異なる経過を辿った場合**や、**いくつかの疾患を合併したり、治療の反応性や副作用が非典型的だったりする場合**は報告に値する可能性があります。また、発売から間もない**新薬を使う機会があれば、あまり知られていない副作用や新たな副作用に遭遇する可能性**もあり、診療上注意を要します。もしそのような副作用を見付けたら、広く注意喚起する意味でも症例報告は重要です。新薬の承認までに行われてきた臨床試験である程度の副作用は判明していますが、症例数は限られているため、より頻度の少ない副作用が市販後に新たに見つかることは珍しくありません。さらに臨床試験では、高齢者での使用経験が少なかったり、肝腎障害など臓器合併症がある患者が組み入れられていなかったりするので、**臨床試験の対象外だった患者に市販後に投与する場合**があれば、症例報告に値する可能性が考えられます。

　あまり経験したことのない症例だな、とか、教育的な価値が高そうだ、という引っ掛かりを日常診療の中で感じたら、教科書や総説にまず当たって、一通りのことを調べる習慣をつけておくとよいでしょう。疾患名や薬、病態などキーワードをいくつか抽出し、PubMedなどで先行文献の調査を行うことが肝要です。実際に症例報告に繋がらなかったとしても、そのように勉強を続ける習慣を付けておくことが、日常診療でも役に立つ知識を得ることになると前向きに考えましょう。

繰り返しになりますが、院内のカンファレンスや各種学会の総会や地方会で、症例報告の形で発表する機会は結構たくさんあるはずです。それはそれで有意義だと思いますが、スライドやポスターの発表だけでは、ほとんどその場限りで終わって、世界で広く読まれ後世に残す仕事にはなりません。そのような**学会発表が出来る症例があれば、英語論文で発表する準備も同時に進めておくべき**だと考えます。

執筆に向けた準備

症例報告に繋がる可能性があると考えたら、**なるべく早めに患者のインフォームド・コンセント取得の準備を進めておいた方が無難**です。退院後や通院終了後時間が経ってから、改めて連絡を取ってお願いするのも手間でしょうし、未成年者や本人の意識状態が悪かったりお亡くなりになった後だったりした場合、親や近親者などの代諾者の同意を取得する必要があるからです。説明同意書は、所属施設でテンプレートを用意している場合もあるでしょうし、投稿先の専門誌によっては専用のものを用意している場合もあります。出来れば投稿先の著者ガイドラインも早めに確認しておくとよいと思います。論文として発表する意義や今後の医療に役に立つ旨、匿名化し個人情報は保護されることなどを説明し、文書として直筆の同意を取っておくことが基本になります。

日常診療の中で早めに症例報告の可能性を考えておくのは、診療しながら必要な情報を収集しておく意味でも重要です。情報があやふやだと執筆の際に困るので、いつどのような所見があったのか正確に記録しておく必要がありますし、病歴や検査所見も漏れがないよう気を配っておいた方がよいでしょう。一連の治療が全て終わってしまってから、いざ書こうという時に、あの時どうだったのかカルテを見直しても、ちゃんとした記録がないこともしばしば起こります。特徴的な身体所見などを写真や動画で発表する場合もあるので、ピントがぼやけて使えないなど

の失敗がないよう、画像記録もきちんとしたものを残すようにします。

　症例報告を考える上で重要なのは、**主題となるストーリーが明確になっていること**です。そこが**退院サマリーとは異なる点**です。臨床医であれば退院サマリーのようなまとめは誰しも作成すると思いますが、それをそのまま症例報告に出来るかというとそうは行きません。もちろん、退院サマリーは疾病、治療の経過の貴重な記録であり、それぞれの患者の診療を進める上では重要な情報です。ただし、論文発表するとなると、その症例報告を読んだ一般の臨床医にとって、何が役に立つのか、どういう教訓を伝えたらいいのか、というストーリーを伝える視点が重要です。例えば、白血病の治療に関する症例報告を考えた場合、主題と関係ない高血圧や糖尿病などの合併症があったとしたら、本筋とずれるのでそれらの治療を事細かに記すことは症例報告では省くべきでしょう。逆に、退院サマリーであれば、患者管理に関わるので、それらの合併症についてきちんと書いていなければ問題です。退院サマリーと症例報告では、書き方を変える必要があるのです。

　専門誌により多少基準は異なりますが、以下は症例報告に足る教訓です。

> ・過去に報告がない、または珍しい副作用や、新たな薬の相互作用。
> ・予想外・非典型的な形で診断できた場合。
> ・病状が稀な経過を辿ったり、通常は認められない症状や検査所見があったりした場合。
> ・新たな診断方法や治療方法の可能性が示唆される場合。
> ・疾患や副作用の発現機序に新たな仮説を提示出来る場合。

　また、必ずしも新たな発見がなければ症例報告できないという訳でもなく、**典型例でも特徴的な所見があり教育的に価値の高い報告を受け付ける専門誌も存在**します。兎に角、症例報告を読んでくれた臨床医が、それぞれの診療に役立つと思えメッセージ性があることが大切です。投稿規定をよく確認し、是非症例報告に挑戦してみて下さい。

第二節　**症例報告の書き方**

Point

- 基本構成は、抄録、序論・背景、症例提示、考察と結語。
- 読者への教訓、教育的知見を簡潔にまとめて提示する。
- レター欄や画像欄への投稿も考慮する。

症例報告の基本構成

　症例報告を書くことが決まったら、まず**いくつか投稿先の候補になる専門誌を選んでおく**ことをお勧めします。書き方が投稿先によって少しずつ異なるため、投稿規定を確認するとともに、その専門誌に実際に掲載された症例報告の先行文献をいくつか集めて読んでみます。そして、構成の作り方も真似して原稿を書き始めてしまうとよいでしょう。

　多くの場合、**症例報告専門誌の方が、長めに執筆できて細かく色々議論が出来ます**。しかし、メッセージが明確に決まっている場合は、**ごく短くまとめてインパクト・ファクターが高めの専門誌のレター欄を狙う手もあります**。あまり詳しい情報までは書けませんが、要点をズバリと書いて手短に報告しても構いません。また、一例報告のみでなく、数例程度をまとめてケースシリーズとして論文にまとめる方法もあります。

　症例報告の一般的な構成は、タイトル（Title）・抄録（Abstract）、序論・背景（Introduction/Background）、症例提示（Case presentation）、考察（Discussion）、結語（Conclusions）、参考文献（References）といった形になります。専門誌によっては、過去の報告のまとめを求められたり、読者への教訓的なメッセージ（Take-home message）などを短く提示するよう指示されたりする場合があります（**表8**）。

表8：症例報告の構成例

タイトル	どのような症例か、分かりやすく簡潔に示す。
抄録	症例の提示と転帰、教訓は何かを簡潔に記す。
序論・背景	何故この症例を報告し、何の問題を提示するのか説明する。
症例提示	病歴、臨床検査や画像、病理所見、鑑別診断、治療経過などを客観的に提示する。
考察	診断根拠、治療の妥当性、既報との比較、典型例との違いなどを議論する。
結語	この症例を通じてどのような知見や注意点が言えるのかまとめる。
参考文献	最も関係のある文献に絞って選択する。
短いメッセージ	読者が同じような症例に出会った時に役立つメッセージを数個記す。

　抄録では、英文200語前後などで、ごく短めに症例の経過と考察を記した要約を提示します。タイトルと同様、最も読者に読まれる部分です。症例報告のキーワードは何かをよく考え、必ずタイトルや抄録に含まれるようにします。要するにこの症例報告で何が言いたいのか、読者に一言でズバリと説明するというイメージを持っておくとよいでしょう。先行文献を精査して、どのようなタイトルを付けているかという視点で考えておくのも一つです。実臨床では、ああでもない、こうでもないと、思考を巡らせて、様々な可能性を議論するのも重要ですが、論文では要するに何なのか、はっきり示すことが出来ないといけません。抄録では本文と同じく序論・背景、症例提示、考察と結語の構造を、要約した形式でまとめることが多いです。最初にある程度書いておいてもよいですが、本文をまとめた後で最後にもう一度よく読み直して、**タイトルと抄録を念入りに仕上げる**ことをお勧めします。結局、タイトルと抄録が検索して引っかかり、最初に、かつ最も読者が読む場所なので、ここが不十分だといくら本文を一生懸命書いても片手落ちになってしまいます。過去の報告とこの報告にはどのような違いがあって、何故この報告に価値があるのか、と言う点を出来るだけ抄録でしっかり述べておくと、査

読者や読者へのよいアピールになります。逆に、タイトルと抄録がよくできていなければ、読者には読んでもらえないと思っておくべきでしょう。

　序論・背景では、疾患や薬、処置、手術など、症例によって提示する問題が何なのかを簡潔に提示します。基本的に過去の報告ではどういうことが言われていて、どのようなことが分かっているのか、そして何故今回の症例を報告したのか、どのような知見があるため報告する価値があるのか、かいつまんで論理的に記述します。専門誌によっては、序論・背景のセクションなしで、直接症例提示に進む執筆形式を求められる場合もあります。

　症例提示では、以下のような項目を記述して行きます。患者の年齢、性別、既往歴、生活歴、家族歴、身体所見、血液・尿検査、画像検査の結果、臨床診断とその時間的経過、病理診断結果、行った治療の詳細（治療薬、外科的処置の方法など）、治療の経過・転帰など。書き慣れないと、退院サマリーのような症例報告の原稿を持ってくる人もいます。退院サマリーであれば、これらの情報を全て漏れなく記載しておいた方がよいのですが、症例報告は**論文の筋にほとんど関係ない情報はむしろ省いてしまった方がよい**でしょう。投稿誌の規定によって語数制限がある場合が多く、関係ない情報を何でも載せると語数オーバーになってしまいますし、論文としても無関係な情報が多すぎると読みにくくなってしまうからです。しかし、検査値など陽性の所見だけ書けばいいという訳でもなく、鑑別診断を進める上で陰性だった所見が意味を持つ場合もありますので、論文の筋をよく考えて、情報の取捨選択を行う技術も重要になってきます。症例提示の部分では、著者の結果に対する解釈や推論などは記載せず、時間軸に沿って客観的な事実を記載して行きます。なお、当然のことながら、患者の個人情報保護の観点から、生年月日や患者IDな

ど個人の特定に繋がるような情報は記載してはなりません。

　また、代表的な画像、症状や検査値、実施した主要な治療などの推移を時間軸でまとめた図を付ける場合もあります。投稿規定で図表の枚数制限が決められていることも多いので、なんでもかんでも掲載は出来ず、**優先順位を付けて症例報告の理解に重要な図表を選択**する必要があります。

　考察は、論文の意義を読者にアピールする非常に重要な部分です。しかし、書くのも難しく、序論・背景と同じことを繰り返したり、先行文献の引用に終始したり、といった迷走の果てに何を書いたらいいのか分からなくなる、ということが初心者にはありがちです。**査読者や読者は議論を読んで、論文の意義を考える材料にします**ので、しっかりした症例の議論が出来るよう力を入れるべきところです。まず、この症例でどういう知見が得られて、どのような問題・教訓が考えられるのかを提示します。さらに先行文献では、提示したのと類似した症例ではどのようなことが言われているのか、今回行った症例報告ではどのような点が同じで、どこが異なるのか、新しい知見があるのかなどを述べて行きます。診断学的に興味深い事例であれば、鑑別として何が考えられたのか、どのような所見に基づいて診断に至ったのかを議論するのもよいでしょう。そして、今後もし同じような症例を読者が経験した場合に、どのようなことに注意をしたらいいのか、あるいは今後の基礎研究や臨床研究のテーマに繋がり得るようなトピックがあるのか、将来的な展望なども述べておくとよいと思います。症例報告で言えることには当然限界がありますので、その問題点についても論じておくべきでしょう。

　結語では、症例報告で伝えたい教訓をごく簡潔に伝えます。別項として設けず、考察の最後にまとめてしまう場合もあるので、投稿先の形式

に合わせればよいでしょう。専門誌によっては、別途読者への教訓的な
メッセージなどを作るよう指示される場合もありますが、結語と全く同
じ文章を繰り返さないよう工夫しましょう。

　引用文献の付け方や数も投稿先によって規定がありますので、それに
従います。総説や関連性の高い症例報告の先行文献など優先順位を付け
て、執筆している論文に関連性の高いものを選んで掲載します。

　症例報告の形式の一つとして、PictureやClinical Imageなどのカテゴ
リーで様々な専門誌で設けられている**臨床画像に基づいた発表形式も重
要**です。*NEJM*や *the Lancet*など超一流誌でもこのカテゴリーで発表出
来る可能性はあります。一目でわかるような特徴的な画像所見に出会う
機会があれば是非挑戦してみるとよいでしょう。私は残念ながら *NEJM*
の Images in Clinical Medicine のコーナーに受理されたことはないので
すが、投稿経験から言うとかなり競争率が高く、査読の返事が返ってく
るのに時間を要する場合もあるようです。*BMJ Case Reports*など症例報
告誌でも、画像のコーナーは設けられています。通常は、抄録のような
感じで要点をまとめた数百語の説明文も求められます。人間は画像と文
章での説明があると記憶に残りやすいと言われていますので、一流誌で
も読み物として人気を集めるために、画像での発表の場を積極的に用い
ているのだと思います。

第三節　レター・オピニオンのススメ

Point

- 論文読解や英文執筆の訓練として、短いレター欄は臨床医には最適。
- 費用をかけず今すぐ行うことが出来る。
- 採択率は低いので、長期的に繰り返し行う。

各一流専門誌に設けられているレター欄

　臨床医が執筆する論文と言えば、臨床研究に基づいた原著論文、症例報告やケースシリーズ、あるいは疾患についてまとめた総説あたりが定番だと思います。私も卒後10年目を過ぎる頃まではそのように考えており、医学専門誌を読む時も原著論文が中心で、レター欄は読み飛ばし、ほとんど意識したこともありませんでした。しかし、通常であれば掲載がかなり難しい一流専門誌でも、レター欄に適したよいアイデアがあれば掲載のチャンスがあることを教えてもらい、内科医の村重直子先生らと共著のレターが初めて*NEJM*に掲載されたのが2010年のことでした。それ以来、通常の原著論文以外にもルーティーンとしてレターやオピニオンの投稿を継続的に行うようにしており、以降は概ね年間数本のレターが*NEJM*や *the Lancet*などに掲載出来るようになりました。

■ 私の初めてのレター掲載例

Murashige N, et al. Interstitial lung disease and gefitinib. *N Engl J Med.* 2010 Oct 14;363 (16):1578-9; author reply 1579-80.

　分子標的薬の高齢者における有害事象について、日本の公開データを元に議論を行いました。

レター欄は、原著論文に関する議論や、短いオピニオンなどが掲載されるカテゴリーで、おおよそ各誌で一つの題材当たり数百語程度が割り当てられています。レター欄をそもそも設けていない専門誌もありますが、よく見ると**臨床分野の一流専門誌である *NEJM*、*the Lancet*、*JAMA* は何れも昔からレター欄がある**ことが分かります。また、*the Lancet*はレター欄に、独立したオピニオンがしばしば掲載されます。総合科学誌の *Nature*や *Science*にも、同じように読者からの短いレター欄があります。なお、原著論文よりデータが少なめの論文用に、リサーチ・レターというカテゴリーが設けられている場合もありますが、ここでのレター欄 は *NEJM*と *the Lancet*で は Correspondence、*JAMA* の Letters; comment & response の欄のことを特に指しています。

専門誌におけるレター欄の意義

これらの一流専門誌に何故このようなレター欄が設けられているのかと考えると、一つは**原著論文や論説の枠には当てはまらない重要な話題を拾い上げること**にあるでしょう。通常、これらの専門誌には症例報告やケースシリーズは稀にしか掲載されませんが、比較的重要性の高い報告は原著論文ではなく、レター欄を使ってごく短くまとめられた上で掲載されます。また、オピニオン的な話題も *the Lancet*は好んで取り上げ、私もしばしばレター欄でそのような発表を行ってきました。

もう一つは、**掲載された原著論文について、編集者や査読者、著者自身が気付かなかった問題を、広範な読者から指摘してもらうための役割を果たしている**と言えます。著者と読者の間で原著論文についてより深く議論するために、レター欄が中心的な役割を果たしているのです。これら *NEJM*などの一流専門誌は確かに非常にレベルが高く、原著論文を読むとかなり念入りに作り込まれていて、論文としてなかなか隙がない

ことが分かります。世界中から投稿があるため競争が激しく、循環器や糖尿病といった各専門分野の第一線で活躍している一流研究者が厳密な査読を行います。その査読者からのリバイズの要求をくぐり抜け、厳選された上で漸く受理された論文だけが掲載を許されるのが通常でしょう。編集者自身も優秀な専門家が揃っていて、掲載までには入念なチェックを受けるようです。しかし、所詮人間が行う作業ですから、全知全能で完璧ということはなく、極端な場合はNatureにおけるSTAP細胞事件やthe Lancetにおけるディオバン事件のような重大な研究不正事件に発展する事例もあります。そのため、査読や編集者の目を擦り抜けた問題点を、より広範な読者の目を通して公開で議論する場として、レター欄が活用されているのだと思います。

臨床医にとってのレター欄

　さて、**臨床医がレター欄に注目すべき理由**をいくつか挙げてみましょう。第一に、**原著論文とそれに付随して掲載されたレターでの議論を合わせて読む**ことで、より研究への理解を深め、どのような問題点が残され今後の課題となっているのかを知ることが出来ます。

　第二に、**原著論文を読んだ上で自分でもそれに対するレターを執筆し投稿する**ことで、論文の内容や問題点をさらに深く理解することが出来ます。ただ読んでいるだけだと、表面的な理解で流すだけになりがちです。論文のどこに問題点があってどのような議論の余地があるのかを自分の頭で考え、引用文献もつけて論拠のある文章とする作業は、ざっと論文を読み流すだけとは異なる体験になります。さらに、もし掲載されれば論文の著者と直接公開の場で誌上討論も行えることになります。論文をより深く理解する上で、非常に有用な経験となるでしょう。大学などで抄読会として原著論文を読み、複数で議論する機会もあるでしょう

が、査読者や編集者、著者自身も気付いていなかった論文の問題点を、**著者本人と直接議論出来る絶好の機会**としてレター欄を使えるのです。

　第三に、研究論文に限らなくても、**臨床医ならではのオピニオンは世界に向けて発表する価値があります**。医療政策の問題などは、オピニオンとして是非発表し、考えるべき話題として世界の医療コミュニティーで共有すべきでしょう。実際、私たちは日本のワクチン政策の問題点や、度重なる研究不正に関する議論などをオピニオンとして発表しました（第四章第四節／→P.114）。

　第四に、**レター欄は参入障壁が非常に低いため、ほとんど費用をかけず今すぐ執筆、投稿に進める**点が挙げられます。研究を本職としない臨床医が原著論文を書こうとすると、様々な障壁に当たって上手く進められないことがしばしばあります。充分な研究費がなかったり、そもそも研究を行う時間を充分とることが出来なかったりということは珍しくありません。研究を計画、遂行しデータを集め分析し、論文にまとめるだけの労力を日常業務とは別に捻出するには、それなりの決意と努力を要します。計画から出版まで半年から数年程度の長期間を要することも珍しくありません。その点、原著論文に対するレターやオピニオンの執筆はアイデア勝負なところがあり、研究費がないと書けない訳ではありませんし、書く分量も多くて数百語程度です。やろうと思えば、この文章を読んだ今すぐでも取りかかり、比較的短時間で完成させることが可能です。

　最後は、**臨床医的な能力が活かせる**点です。本職の研究者から見れば、レターやオピニオンの掲載は正式な研究業績にカウントされないでしょうし、それらの執筆にかける労力や時間があるなら、自分の専門分野の研究に集中するべきだという考えはあると思います。しかし、臨床医の

仕事は専門分野のことだけ知っていればいい訳ではありません。例えば、高血圧や糖尿病、感染症といった頻度の多い疾患については、分野を問わず常識的なことは押さえておく必要があります。専門分野以外でも種々雑多な知識はある程度もっていた方がよいでしょう。*NEJM*や *the Lancet*、*JAMA*などの総合医学誌は、そもそも特定の専門分野の医師だけに向けたものではなく、分野や国境を超えて広く世界の医療のコミュニティーで共有する価値がある情報を掲載する傾向にあります。様々な背景を持つ専門医が目を通すことで、狭い専門分野の中だけでは分からなかった課題が見つかる可能性もあり、その議論の場としてレター欄が活用出来るでしょう。臨床論文は読み潰して終わりではなく、論文の結果が実地臨床にどのような影響を及ぼすのかまで深く踏み込んで理解しなければなりません。その議論を進めるのは、やはり臨床医ならではの役割になると考えています。さらに、オピニオンは、専門だけしか分からない視野狭窄な状態ではなく、社会全体の中での医学・医療について考え論じる能力が必要になります。**自分の意見が、世界的な専門誌で通じる水準なのかを試す絶好の試金石となる**のです。

　以上、私なりに臨床医にとっての英文レターやオピニオンの効用を考察してみましたが、*NEJM*などに掲載されるレベルまでの内容を執筆するには、やはりそれなりの知識と労力が必要とされます。投稿しても受理される可能性は低く、もちろん内容の完成度に左右されるのは当然ですが、私の経験からは**採択率は10%前後**のようです。1回分数百ワードのレターでそれですから、1つ掲載されるために原著論文相当の執筆量が必要になる計算です。したがって、1つ2つ書いて終わりとするのではなく、10個、20個とルーティーンで執筆、投稿するつもりで長期的に行うことが重要ではないかと考えています。

第四節　レター・オピニオンの書き方

Point

- 原著論文に対するレターには締め切りがある。
- 実臨床への応用上の注意点、役に立つ追加情報など建設的な議論を行う。
- オピニオンは、他国への一般化も考慮に入れる。

> ### レター・オピニオン投稿までの手順

　実際にレター・オピニオンの書き方を詳しく見てみましょう。私がよく原著論文に対する議論としてレターを投稿するのは、*NEJM*、*the Lancet*、*JAMA*やその姉妹誌など、インパクト・ファクターの高い臨床専門誌です。読んでいて掲載される論文のレベルが高く勉強になり面白く、また、もし運よく受理されて一流誌に自分の名前が載るなら、例えレター欄に過ぎないとしても、一般の臨床医の立場で言えば嬉しいものだからです。レター欄の掲載でもPubMedにはちゃんと収載されます。その他の専門誌でもレター欄を設けているところは比較的多いので、興味のある専門分野があれば確認してみるとよいでしょう。例えば、臨床総合誌以外でも、私は感染症専門誌の*Clinical Infectious Diseases*や総合科学誌の*Nature*などにオピニオンの形でレター欄に掲載されたことが何度かあります。

　専門誌ごとに細かい投稿規定は異なっています（表9）。原著論文に対する議論としてのレター投稿には締め切りが通常設けられており、何月何日号の誌面版での出版がされてから、*NEJM*の場合は3週間（日本時間で3週間後の金曜日の午前中まで）、*the Lancet*は2週間（日本時間で2週間後の月曜日の夕方まで）、*JAMA*は4週間（日本時間で4週間後の火曜日の夜中まで）とい

表9：レター欄の投稿規定の例

NEJM	原著論文に対する議論は、その掲載から3週間以内に、175語以内、著者3名まで。その他、症例報告やケース・シリーズは400語以内。システム上、語数制限を超えると投稿が出来ない。
The Lancet	原著論文に対する議論は、その掲載から2週間以内に、250語以内。その他、独立したオピニオンなどは400語以内。この規定に厳密に沿わなくても受けつけてもらえる場合がある。
JAMA	過去4週間以内に掲載された原著論文に対する議論のみ400語以内。

った風に、専門誌ごとの方針により異なっています。また、*the Lancet Oncology*や*JAMA Oncology*のように、誌面版ではなく、オンラインでの早版の出版日から数えての締め切りが設定されている専門誌もあり、誌面版が出たときには締め切りが過ぎているということもあるので注意が必要です。せっかく苦労して書いたのに、締め切りが過ぎてしまって受け付けてもらえない、ということを何回か私も経験しましたので、そうならないよう**事前に締め切りは投稿規定でよく確認しておきましょう。**

　著者数や語数などについても厳密な制限があります。著者数は*NEJM*と*JAMA*は3名まで、*the Lancet*は5名まで、原著論文に対する議論は英文で*NEJM*は175語以内、*the Lancet*は250語以内、*JAMA*は400語以内です。症例報告をレター欄で受け付ける専門誌もあり、例えば*NEJM*や*the Lancet*は400語以内の原稿を掲載してくれる可能性があります。オピニオンをレター欄で掲載してくれる専門誌もあり、*the Lancet*はその代表です。世界の様々な医療事情や医療政策を議論する場として積極的に用いる編集方針を同誌は取っており、私もしばしば400語以内の原稿をこの欄を使って発表をしています。

第四章　英語論文を書く

> ### オピニオンの実例

　以下、参考までに私たちのグループによるオピニオンの掲載例をいくつか紹介します。

■ オウム真理教の死刑執行に関して議論した例

> Tanimoto T, et al. Involvement of doctors in Aum Shinrikyo. *Lancet.* 2018 Sep 29;392 (10153):1116.

　オウム事件に関連して、多くの若い医学エリートが何故関与するに至ったのか、時代背景や医学教育の問題、イスラム国など他国でのテロリズムとの類似性、多くの先進国で廃止されている死刑制度の是非を含めて論じました。

■ フィリピンの温暖化対策を議論した例

> Guadalupe A, et al. Smarter solutions for hotter times: what the Philippines can do. *Lancet Planet Health.* 2018 Feb;2 (2):e56-e57.

　フィリピンのAngeli Guadalupe先生らとともに、温暖化に伴う気候変動によって増加する可能性のある熱波の健康への影響、ドゥテルテ政権の温暖化対策に対する対応、自然エネルギーを利用した発電の可能性について議論しました。

■ 日本で相次いだ研究不正問題に関する例

> Tanimoto T, et al. Misconduct: Japan to learn from biomedical cases. *Nature.* 2014 Aug 28;512 (7515):371.

　アベノミクスによる研究開発力の強化を目指した政策の中で、日本発

の研究不正が多発したことに関し、日本独特の制度である奨学寄付金の問題や研究不正の公正な調査、対応のあり方について提言を行いました。

■ 日本のワクチン政策の問題点に関する例

Tanimoto T, et al. Vaccination for whom? Time to reinvigorate Japanese vaccine policy. *Lancet*. 2012 Nov 10;380 (9854):1647.

ポリオに関し、生ワクチンから不活化ワクチンへの切り替えが、他の先進国に比べて日本で大幅に遅れ、生ワクチンによる健康被害が生じた問題について、日本のワクチン政策の不備を議論しました。

*The Lancet*や*Nature*などではこのようなオピニオンを掲載してもらえる場合があります。一方、*NEJM*や*JAMA*はオピニオンをレター欄ではほとんど採用しません。別のカテゴリーでPerspectiveなどの形で受け付けることが投稿規定に掲載されてはいますが、*NEJM*や*JAMA*に日本人がオピニオンを掲載するのはかなりハードルが高いと思われ、実際にはほとんど掲載例を見たことはありません。

また、総説として自分の見解をまとめた発表も、医薬品の専門誌で行いました。

■ 総説でオピニオンを発表した例

Tanimoto T. A perspective on the benefit-risk assessment for new and emerging pharmaceuticals in Japan. *Drug Des Devel Ther*. 2015 Mar 31; 9 :1877-88.

日本の医薬品行政の歴史、現状から将来の課題まで全般的に取り上げ考察を加えました。

> ### レター執筆時の考え方

　*NEJM*などに掲載された原著論文に対するレターでの議論の詳細は、第三章（→P.55）でもいくつか実例をご紹介しました。基本的な考え方としては、読者、多くは臨床医が論文を読んで実臨床で応用するときに必要になる事項を深く考えて議論することになります。一流誌に掲載された論文は、やはりよく練られて執筆してあり、私がすぐに考えつくような議論はほとんど網羅されていることが大多数です。論文のよい点、限界など概ね触れられているので、**すでに議論済みのことを重ねてレターで指摘しても意味はありません。**著者や編集者が気付いていないが臨床応用する上で論点になり得る重要な問題点や、論文中では説明が十分でなく追加解析を提示してもらえば興味深い情報になり得る結果など、**今後の展開に繋がる建設的な議論を行うと受理される確率が高まります。**

　一流誌はレターであっても採択率は低く、例えば*NEJM*で私が投稿した経験では、10個に１個受理されるかどうかといった狭き門です。掲載例を見てみると、確かに高度な内容が議論されていることが多く、レター欄を読むだけでも結構勉強になります。自分で書いてみる場合でも、**掲載例の書き方をよく吟味して文章を組み立てるとよい**でしょう。

　原著論文に対する議論のレターの典型的な組み立て方は、**表10**のように行います。まず一文目は、議論する対象の論文の結果を簡潔にまとめます。概ね論文の抄録の結論にまとめられていることを、自分なりに多少パラフレーズして引用します。それ以降は、自分の考えた論点を簡潔に提示し、できれば先行文献をいくつか引用して論拠を補強した上で議論を行います。最後に、どういう情報や考察を著者が行うべきかを簡潔に提示してまとめとします。

表10：原著論文について議論を行うレターの構成例

第1パラグラフ	言及する論文の簡潔なまとめ。
第2、3パラグラフ	根拠となる他の論文やデータを提示しながら説明し、論文の問題点をいくつか提示する。
最終パラグラフ	論文の著者の回答がどのような意義を持つか説明してまとめとする。

　私は比較的英作文は得意な方ですが、それでもプロのネイティヴの編集者の目から見ると、不自然な表現や文法の誤りなどはあり、そのままの出来としては7〜8割程度といったところだと思います。日本語の得意な外国人でも、文章に書いてもらうと意味は通じるが所々おかしな日本語になっているのを目にしますが、それと同じレベルなのだと思います。経済的時間的余裕があれば、レターやオピニオンもネイティヴの英文校正に出しておくべきでしょう。締め切りに間に合わなければ、数百語程度の原稿の時は、私の場合は7〜8割の出来でも意味は通じるだろうと割り切って投稿してしまうことにしています。編集部の方もネイティヴでないのは分かって多少は大目に見てくれるようで、それでも受理してもらえることはしばしばあります。もちろん、実際の誌面発表の際には、編集部が手を入れた最終稿になります。

　レターやオピニオンの投稿は、英文読解や英作文の訓練にもなりますし、医学的な知識や論理的思考を鍛える上でも役に立ちます。特別な予算や専門的な施設の設備なども要さず、**臨床の仕事をしながら合間に取り組める範囲の作業**なので、是非読者の皆さんも挑戦されてはいかがでしょうか。

第五節　原著論文の書き方の概要

Point

- 序論・背景、方法、結果、考察の頭文字を取った IMRAD 形式をとる。
- 順番通りでなく、書きやすいところから手を付ける。
- タイトルや抄録をおろそかにしない。

> **IMRAD 形式を知る**

　医学専門誌のコンテンツの中でも、最も重要視されるのが原著論文 (Original article) でしょう。*NEJM*や *the Lancet*といった有力誌では、教科書を書き換えるようなインパクトのある重要で質の高い発表が原著論文として発表されます。それだからこそ、有力誌は世界中で注目を集め、大勢の読者を獲得し、多くの論文に引用される影響力を持っています。原著論文の構成には専門誌ごとに多少の違いはありますが、臨床研究を発表する形式として標準的な書き方をここで一通り押さえておきましょう。

　原著論文の作成は、映画作りのようなイメージを持っておいてもいいでしょう。投稿規定によりますが、**英文で3000〜5000語程度の長さの文章を作成し、その中で一貫したストーリーを構成して記述**します。いくら論文で発表する素材（役者）がよくても、ストーリーの作り方や、何に焦点を絞って展開するのかという編集の仕方がまずければ、何が言いたいのかよくわからない駄作に陥ってしまうことになりかねません。また、映画では一つの作品を仕上げるのにプロデューサー、監督、演出やデザイナー、撮影、録音など様々なスタッフがいます。それと同様、原著論文でもデータ集めをする人、執筆をする人、統計解析をする人、文献を

調査する人、全体を統括して指示する人など、共著者がそれぞれの役割を果たしても構いません。**学校のテストのように、必ずしも一人で全部仕上げる必要はなく、得意分野をそれぞれ分担して作ればいい**のです。

　原著論文を書き始める前には、このような論文を仕上げたいという、ある程度**モデルになる論文を見付けておく**とよいでしょう。それを元に大雑把な青写真を描き、どのようなデータをどれくらい集め、どのような解析をして、何を検討しようとするのか決めて行きます。**臨床試験を実施する場合はもちろん、アンケート調査や後ろ向きの観察研究でも倫理委員会の承認を得る必要があるため、その申請書を作成する作業も研究の青写真を作る上で役に立つ**でしょう。なお、公開データを用いた研究では、倫理申請までは必要とされません。

　原著論文は、序論・背景（Introduction/Background）、**方法**（Methods）、**結果**（Results）、**考察**（Discussion）**の頭文字を取った「IMRAD形式」での発表を要求する専門誌が普通**です（第四章第六節／→P.128）。それに加えて、**タイトル**（Title）、**抄録**（Abstract）**や引用文献**（References）、**図表**（Figures & Tables）、**付録**（Supplement）、**利益相反の開示**（Disclosure of conflicts of interest）、**謝辞**（Acknowledgement）、**専門誌によっては要点**（Key points）**などの項目**が要求されます。出版された論文は、これらが規定に沿って整然と並べられて提示されますが、**執筆するときは印刷物の通りに頭から書く必要はありません**。自分の書きやすい部分から、方法をまず書き始めたり、とりあえず調べた引用文献を並べたりしておいても構いません。長い原稿を一度に仕上げられることは、普通は出来ません。場合によっては年単位の時間をかけて、書ける部分を少しずつ埋めて行き、何度も書き直して最終の形にまで徐々に作り上げて行きます。

　臨床医学の論文も客観性を重んじる科学論文の一種であることは間違い無いので、まず淡々と事実を記載する方法や結果、図表あたりから書き始めるのが、あまり間違いがないでしょう。書いているうちに必要な

データが足りないことに気付いて、カルテを調べ直す必要が出てくることもあり得ます。兎に角、不十分でも原稿を書き始めて、徐々に手直しをしながら書き直し編集を加えるというスタンスで問題ありません。

英語で書くか、日本語で書いて訳すか

非ネイティブの日本人は、日本語で書いてから英語に翻訳するのか、最初から英語にするのか、迷うこともあるでしょう。人それぞれのやり方があると思いますが、私は**基本的には最初から英語で書く方針**を取っています。メモや英語では上手く表現できない部分はざっと英語日本語交じりで埋めておき、後々英語に整理します。

そのようにする理由は、通常は英語の参考文献を参照しながら執筆を進めるので、日本語に翻訳しまたそれを逆翻訳すると、手間ばかりかかること、日本語と英語では文章の論理構造も少し異なってくるので、例えば考察を日本語で書いて読んだ時にはあまり違和感がなくても、そのまま翻訳して英語論文の文章として読んでみると筋が通らないようなことも起こってくるからです。勿論、**剽窃にならないよう参考文献を丸写しすることは避けなければなりません**。ただし、小説と違い科学論文なので、全く自分だけのオリジナルな文章表現を追求する訳ではありません。科学的な事実の表現方法は似通ってくるのですが、それでも複数の文章を参照して部分ごとに繋ぎ合わせ、表現を言い換えたり（パラフレーズ）、同義語（シソーラス）を駆使したり、といった工夫を行います。

さらに、英語での執筆そのものが訓練になるので、最初は上手くできなくても何年も続けていると、次第に英語で執筆しながら考察を深めるようなことも、ある程度までは出来るようになってきます。ただし、一流誌に掲載されているような豊富な語彙を使って格調高い文章を、文法の誤りもなく作成することは、普通の臨床医にはかなりハードルが高いと思います。私も当然そこまではとても出来ません。**文章としては、文**

法や表現の誤りがあっても７～８割程度の出来で意味が通じればよしとして、最終的には専門業者による英文校正を受けるか、ネイティブで英文のチェックが出来る友人か共著者にお願いして仕上げることになります。非ネイティブは論文発表で随分なハンデを背負っている訳ですが、英米の有力誌が臨床医学でもプラットフォームを取ってしまっているので仕方ありません。

　もちろん日本語で書いて頭をきちんと整理してから、それを翻訳していく方法もあります。日本語の論文を英語に翻訳してくれる業者もあり、英語がどうしても苦手ならお金で解決してしまうのも一つでしょう。ただし、日本語の論文をそのまま英語に翻訳しても、きちんとした英語論文になるかどうかは疑問で、翻訳した後、英語の論文として読んでおかしくないか確認は必要になると思います。

タイトル、抄録、引用の考え方

　IMRAD形式でそれぞれの項目を記載する注意点は次節以降で述べますが、ここではタイトル、抄録、引用などについて記しておきます。第四章第二節の「症例報告の書き方」（→P.102）でも述べたように、**論文のタイトルと抄録は最も人目に触れる部分**であり、執筆の初期で、ある程度書いておくにしても、本文のIMRAD部分をまとめた後で最終的に念入りに検討を加える必要があります。長い本文を書いたことで満足して、タイトルや抄録の作り込みが甘くなってしまう人もしばしば見かけますが、ここがしっかりしていないと査読者や読者に本文を読んでもらえなくなってしまいます。図表に関しても同様です。**タイトル、抄録、そして図表も論文の顔のようなもの**なので、中身がよければ見かけが悪くても構わないなどと思わず、手を抜かないようにしましょう。逆に、捏造論文がしばしば図の操作で見つかります。きれいでしっかりした見栄えのいい図は論文の受理に大きな影響を与える事実の裏返しだとも言えま

第五節　原著論文の書き方の概要

す。

タイトルは、贅肉のような余分な単語は削ぎ落として（これは論文全体にも言えることですが）、簡潔に短くまとめます。タイトルを読んで論文の内容がある程度分かるようにし、略語は用いてはいけません。別途キーワードをいくつか挙げるよう指示する専門誌も多くありますが、特に投稿規定で決まりがなければ、必要に応じてタイトルに含む単語とキーワードを重複させても構いません。**論文は、キーワードで検索をかけられ、タイトルを見て読者がさらに抄録や中身まで読むかどうかを決めます。**内容に即して検索で引っかかる重要単語が含まれているのか、読者が読みたくなるタイトルなのかどうか、よく考えましょう。通常は、タイトルは10〜20単語程度、コロンを使って副題をつける方法もよく用いられます。

原著論文の抄録は、通常はIMRAD形式で書かれた本文を、短く要約した形の構造で書くことを求められます。これを**構造化した抄録**(Structured abstract) と呼びます。この形にせず、文章をつなげたスタイルで要求する専門誌もあり、規定に合わせる必要がありますが、基本的な内容に大きな違いはありません。原稿の完成の前には、本文を一通り仕上げた後でもう一度抄録を見直して、要点が漏れなく含まれ、論文の概要が読者にちゃんと伝わるのか最終的な検討を必ず行います。数百語以内でまとめ、専門誌により規定があるのでその範囲に必ず収めます。

引用文献は、出来るだけ最新のものとし、論文に関連のある重要文献をある程度網羅するよう気を配ります。専門誌によって引用文献の数は30個まで、などと決まっている場合もあり、関連がある文献全てを何百でも引用するようなことは普通ありません。文献はある程度多めに集めて読んでおき、本文を書き終わった後、優先順位を付けてどの論文を引用に含めるのか最終調整します。

なお、面倒臭いことではありますが、**伝統的に専門誌ごとに引用の表記の仕方にばらつきがあり、全ての専門誌に共通した引用形式はありません**。ある専門誌は本文に出てきた引用順に1、2、3と番号を振り分ける一方、他の専門誌では著者の名前を書いて、引用欄に名前をA、B、C順に並べるなどの違いがあったりします。引用欄での著者数の入れ方や、年、巻数、ページ数の書き方、セミコロンやコンマ、半角空けの方法まで微妙に異なることもしばしばです。初回に投稿した専門誌で受理されれば問題ないのですが、不受理で別の専門誌に出し直す時は、引用欄も書き直す手間がかかることも珍しくありません。このため、EndNoteや無料のMendeleyなどの文献整理ソフトの使用がお薦めです。文献整理ソフトでは、投稿先に応じて、それぞれの規定に沿った引用形式に自動で出力してくれるので非常に便利です。

その他、**利益相反**の記載（共著者全てを集める。ICMJEのフォームを求められる専門誌が多い。第二章第六節／→P.45）、**研究費の提供元**があればその記載、共著者に名を連ねる程ではないがお世話になった人を**謝辞**で記載する、などの作業も行います。一通りの原稿が出来上がったら、英文校正サービスの業者などに依頼し、文法や表現の誤りなどをネイティブに直してもらい、それぞれの専門誌へ投稿します。

原著論文のタイトル・抄録、引用の実例

実際に私たちが出版した、診療所の受診患者の特徴を分析した観察研究の論文の実例を元に解説してみましょう。大規模な鉄道駅のエキナカで、患者利便性を向上させたコンビニ・クリニックというコンセプトを打ち出し、その実態を観察研究として分析したもので、内容的にも簡単で比較的読みやすいので、例として取り上げます。実地診療で観察されたデータを後方視的にまとめたもので、一般の臨床医が行うものとして

は、特別な介入や研究費も必要とせず、最も手が出しやすい研究スタイルでしょう。

　この論文はオープン・アクセスで、無料で全文が閲覧できます。本節では抄録やキーワード、引用部分を少し解説し、次節以降ではIMRAD形式の部分ごとに引用します。なお、著者権として、クリエイティヴ・コモンズという国際非営利組織により、引用を示せば商業的二次利用が可能なライセンスを本論文では取得しているので、本書では次節以降も例として全文を引用しながら解説を進めます。

・クリエイティヴ・コモンズの著作権に関する記載

This is an open access article distributed under the Creative Commons Attribution-NoDerivatives License 4.0, which allows for redistribution, commercial and non-commercial, as long as it is passed along unchanged and in whole, with credit to the author.

http://creativecommons.org/licenses/by-nd/4.0

・原著論文のタイトル

Tsuda K, et al. Patients' demographics of a convenient clinic located in a large railway station in metropolitan Tokyo area. *Medicine (Baltimore)*. 2018 Jan;97 (2):e9646.

・論文のURL（オープン・アクセス）

https://journals.lww.com/md-journal/fulltext/2018/01120/Patients__demographics_of_a_convenient_clinic.56.aspx

　タイトルは "Patients' demographics of a convenient clinic located in a large railway station in metropolitan Tokyo area." で、16語、**一文で何をテーマにしているのか、簡潔に分かる**ように示しています。東

京、コンビニ・クリニック、巨大鉄道駅、といったキーワードが全て含まれています。

　抄録（この論文では全体で303語）の書き方も、**専門誌ごとに異なるため投稿規定をしっかり確認**するとともに、投稿予定の専門誌で**実際の掲載例をいくつか読んで書き方を参考**にして作ります。多くの専門誌は、この論文例のようにIMRAD形式を要約したスタイルをとっています。

　一方、*JAMA*のように、重要性（IMPORTANCE）、目的（OBJECTIVE）、研究デザイン、実施場所と参加者（DESIGN, SETTING, AND PARTICIPANTS）、介入法（EXPOSURES）、主要な転帰と測定法（MAIN OUTCOMES AND MEASURES）、結果（RESULTS）、結語と関係性（CONCLUSIONS AND RELEVANCE）といった少し修飾を加え構造化したスタイルでの提出を求められる場合もあります。

　抄録の全体の語数は、例えば*NEJM*は250語以内、*the Lancet*は300語まで、*JAMA*は350語まで、というように、ほとんどの専門誌で数百語程度以内に収まるよう規定されています。無駄なことは書かず、簡潔明瞭に記載する必要があります。では、実際の抄録を具体的に見てみましょう。

背景部分（53語）：通常、1、2文で簡潔にまとめます。

　Hidden barriers to visit a medical facility especially for young busy workers have been neglected in the aging society. The aim of this cross-sectional study is to analyze demographics of patients who had visited the first known convenient clinic located inside a railway station, which is adjusted to the lifestyle of working generations.

方法部分（69語）：主要な要素を抽出し、対象患者、実施期間、検討したデータの種類、評価方法などを記します。

We analyzed de-identified data of patients who had visited the department of internal medicine of a clinic, which is located inside a railway station building and offers primary care with after-hours accessibility in Tokyo, between August 2013 and June 2016. Data were collected on patients' sex, age, time of visit, waiting time, presence or absence of an appointment, diagnosis, and patients' addresses using the electronic health and billing records.

結果部分（155語）：研究で得られたデータを、具体的な数字を含め客観的に記載します。結果の解釈や感想のような主観的な文章は入れないようにしましょう。

Overall, 28,001 patients visited 87,126 times. Number of visits increased in winter season compared with the other seasons. Sixty-one percent were women and the median age of all patients was 38 years (range, 0–102). The number of visits on Mondays was the highest in a week and the most frequent visiting time was between 6 and 7 p.m. The number of visits of working generations (from 15 to 65 years old) and men increased after 6 p.m. and on weekends. The 3 most common diagnoses were upper respiratory tract infection (22,457), allergic rhinitis (20,916), and hypertension (4869). The number of individuals who were referred to other medical institutions was 1022 (1.2%). The median waiting time was 748 seconds (range, 2–5344). The number of visits from within 2-, 5-, and 10-

mile radius from our clinic was 41,696 (50.6%), 63,190 (76.7%), and 75,015 (91.1%), respectively, and patients' addresses were mainly located along the railway network.

考察部分 (26語)：研究の結果、何が新たに分かったかを一文でまとめています。

The locational and temporal convenience of our clinic has attracted the unmet medical demands especially for young workers who have difficulty in visiting conventional medical institutions.

キーワード (5個)：専門誌ごとに規定がありますが、通常3〜5個程度を選びます。論文を執筆する際も、キーワードは何かを意識して構成することが大事です。読者の立場に立って、論文を検索する際、どのような単語を用いるか考えて決めるとよいでしょう。

After-hours accessibility; convenient care clinic; Japan; railway network; retail clinic.

引用文献数 (26個)：ここでは示しませんが、標準的な件数になります。原著論文では、おおよそ20〜30個程度の文献を引用として付けることがほとんどで、専門誌の規定により上限が決められている場合もあります。多過ぎるのは困りますが、逆に少な過ぎるのもおかしいので、多めに集めておいて、その中から常識的な数に絞って引用するとよいでしょう。論文に関係が深いもの、投稿時でなるべく最新の情報を含むものを、取捨選択して選ぶようにします。

第四章　英語論文を書く

第六節　**序論・背景**

Point

- 一般的な分量は英文で数百語程度、3〜4つ程度のパラグラフ。
- 全体的な背景から入り、標準的な状況と問題点を示す。
- 最終パラグラフでテーマを明確に絞り込む、逆三角形の構造。

> ### 序論・背景とIMRAD形式の構造

　序論・背景（Introduction/Background）では、テーマとして扱う領域の大まかな展望から入ります。次に、その領域で何が問題になっているのか、段々と個別の問題に絞り込んで行きます。そして方法に入る前の締めくくりとして、何が明らかになっていないのか、今回の原著論文で何を検討しようとしているのか問題設定を明示します。

　すなわち、**序論・背景部分のイメージは逆三角形型**です。大きな俯瞰図から入って、徐々に焦点に集中して、論文のテーマを明確にします。扱う領域の一般的な概要、その領域で何が問題になっているのか、そして論文で扱うテーマ（リサーチ・クエスチョン、作業仮説）を明確にし、何のために論文を書いているのかを具体的に文章化します。

　ここで、IMRAD形式の概念図を示します（図7）。論文の全体の構成は、しばしばワイングラス型に例えられます。序論・背景はワインを入れる器の部分の逆三角形です。

　次節以降で詳しく説明しますが、**方法、結果部分は、ワイングラスの形で言うと軸に当たり、論文を支える根幹として機能するイメージです。**序論・背景で設定し絞り込んだ問題に沿って、ぶれることなく淡々と客観的な事実を記載して行きます。**考察**（Discussion）**部分は序論・背景と**

第六節　序論・背景

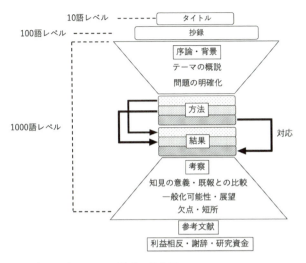

図7：ワイングラス型のIMRAD形式の概念図
情報量としては、タイトル、抄録、本文の順に10倍ずつ増えるイメージ。読者の数は逆に、タイトル、抄録部分がほとんどで、本文まで読む人は少なくなるので、タイトル、抄録部分の執筆作業を軽視しない。序論・背景は分野の概説から入り、書き進めながら個別のテーマに絞って提示する。方法と結果は論文の柱であり、簡潔・明瞭に相互に対応させつつ、客観的に記載する。考察は、論文の個別の知見から入り、過去の報告との比較、一般化可能性、将来への展望と末広がりにし、欠点・短所についても必ず述べる。参考文献、利益相反、謝辞、研究資金についても忘れずに入れる。図は金本義明先生作成。

は逆に、末広がり型の三角形の台座部分となります。論文で観察された事実から出発して、それが先行文献と比べてどのような意味合いを持つのかなどを論じ、今後の展望や論文の限界を議論して、締めくくります。最後にワイングラスの支えとして、参考文献などが位置することになります。

　臨床研究の原著論文は、抄録や図表、参考文献を除き、IMRAD形式の本文の分量として、通常英文で3000～5000語程度が目安です。もちろん、専門誌ごとに規定が異なるので、目標とする専門誌に応じて調整が必要になります。例えば、*NEJM*ではOriginal articleは最大2700語、*the Lancet*のArticlesでは3500語まで（ランダム化比較試験は4500語まで）、*JAMA*

の Original investigation / Clinical trial は3000語、という具合に規定されています。この分量は日本語換算するとおおよそ1万字弱程度になるので、原稿用紙で20枚程度に納まる内容を書くイメージになります。

　普通の臨床医がこれらの一流総合誌に原著論文を投稿する機会はあまりないと思いますが、他の一般の専門誌も基本的には似たようなものなので参考になります。もちろん、分量は個別の論文の内容にもよるので、投稿規定の語数を厳密に守らないと掲載してもらえないという訳ではなく、編集部の方針に応じて多少の融通が効く場合もあります。しかし、あまり大幅に制限の語数を超える論文は通常受け付けてもらえません。特別な事情がない限り、投稿規定に従った分量でまとめる方が無難です。

　全体の分量を考慮した上で、各IMRADのセクションへバランスよく語数を割り振ることになりますが、例えば本文3500語の論文をまとめる時に、各4分の1ずつ均等に875語ずつとする訳ではありません。おおよそ序論・背景は400語、方法、結果は1000語ずつ、考察は1100語となる程度のイメージになります。

　英文では、一定のまとまった文章を1段落とし構成させる、いわゆる**パラグラフ・ライティングで執筆**を進めます。従って、序論・背景を400語で作る場合は、4つ程度、1つ100語程度のパラグラフにまとめて書いて行くことになります。もちろん、題材によりますので、長々と序論・背景を書き連ねた論文や、逆に2つのパラグラフ、200語程度でごく簡潔に短くまとめている論文もあります。一般的には、科学論文は簡潔明瞭なことを好まれるので、**長くするよりは、短く要点を絞って執筆する**ことをまず目標にした方がよいでしょう。

序論・背景の記載の実例

　前節に引き続き、私たちの診療所の受診患者を解析した論文の実例を用い解説します。全体で650語、４つのパラグラフで構成されています。

　第１パラグラフ（168語）では、論文でテーマとする領域の全体像、その領域でどのようなことが問題になっているのか、その概要を説明します。この論文では日本の医療事情をテーマにしていますが、英文で世界に向けて発表するために、日本人だけに通じる説明ではなく、海外の読者にも理解可能な、ある程度普遍的な視点に立った解説で始めています。

　In developed countries, many modern urban dwellers put a high value on convenience in their daily life, and a demand for "convenient care" options is growing in the medical field as well. For example, in the United States, a new type of clinic, the so-called retail clinic, has been emerging as insurance coverage is expanded under the Patient Protection and Affordable Care Act of 2010 because of limited access to conventional primary care. Retail clinics are typically located in a pharmacy or supermarket and usually operate with extended hours and during weekends with shorter waiting time and lower cost as compared with a conventional physician's office or emergency department. Indeed, between 2006 and 2016, the number of retail clinics in the United States increased 10-fold from roughly 200 clinics to nearly 2000, and retail clinics have accounted for almost 16 million annual visits in the recent years. Such rapid expansion of retail clinics indicates that they fulfilled unmet needs that are lacking in the traditional medical provision system.

第2パラグラフ（150語）では、第1パラグラフで説明した状況をもう少し絞り込み、論文のテーマに話を近付けて行きます。この例では、海外の話から日本の状況に絞った説明をしています。日本人向けの文章であれば当たり前で説明を省くような事柄でも、海外の読者向けに詳しい説明を入れています。そして、研究テーマに繋がる、どのような問題が存在するのかを提示します。

In Japan, an exactly similar type of operation as in the retail clinics in the United States is currently not available due to legislative regulations. Japan has achieved a universal health care coverage since 1961, and patients can access to any medical facility they want. However, Japan has the most aging society globally with 25.9% of the total population being 65 years and older in 2014, and this number will continually increase in the coming decades. Since these elderly populations account for 49% of visits in conventional outpatient clinics, the health care system adapted to the requirement of the elderly. With this circumstance, a hidden barrier to visit a medical facility especially for young busy workers might exist because they would need to be absent from their work to see a doctor in the usual primary care service, except in emergency service, due to its unavailability during evenings and weekends.

第3パラグラフ（117語）では、海外のデータも交えながら、論文のテーマに関係する医療機関受診の状況について、日本で特徴的な問題に焦点を絞って行きました。一般的には、先行文献で何が問題とされているのかを説明するような部分になります。

Another characteristic to be noted is that Japan's annual number of doctor consultations per person was one of the highest among countries joining the Organization for Economic Co-operation and Development (OECD), while the number of practicing physicians per population was below the international average. As a result, annual consultations per doctor were the second highest following Korea: 5963 in Japan, while the OECD average was 2277, and the US average was 1644 in 2013. These health system characteristics were reflected in a recent survey that showed that 27.4% of Japanese patients were dissatisfied with the long waiting time. These inconveniences have often resulted in delays or interruptions of the visit and an increase in emergency department visits.

第4パラグラフ（215語）では、序論・背景の締めくくりとして、これまで述べてきた問題点に対して、論文でどのように研究を行い、何を明らかにしようとしているのかを具体的に記述します。この論文では、私たちの診療所に来た患者の受診状況の特徴を明らかにすることを目的としています。

To solve these problems and improve convenience in medical visits in Japan, we have focused on an extensive railway network in the metropolitan Tokyo area. Tokyo and the surrounding areas have more than 30 million population with a highly dense and connected railway system as globally unparalleled. In the past, train stations were considered to be just a place to pass through; however, additional services have begun to emerge recently. Since 2000, commercial facilities such as clothing stores, restaurants, and bookstores were opened in Ekinaka, which means "inside a station" in Japanese, focusing on its convenience to effectively utilize a person's short spare time and ability to attract various busy commuters. Since 2007, we have established the first known Ekinaka convenient clinic adjusted to the lifestyle of working generations in Tachikawa station, which is one of the largest transport hub stations in Tokyo. Tachikawa station accounts for 160,000 passengers daily and is the fifth largest station among the East Japan Railway Company, except in the stations of the Yamanote Loop Line at the center of Tokyo. Our clinic operates with extended hours and on Saturdays so that patients can easily visit us. In this study, we investigated the characteristics of patients visiting this new kind of Ekinaka convenient clinic characterized by locational and temporal convenience.

第七節　方法

Point

- 客観性、再現性に拘った記述を行う。
- 研究デザイン、参加者、評価方法、統計手法など項目ごとに記載。
- 結果の記述と相互に対応させる。

方法部分の構造

　方法部分は、原著論文の中でも**最も執筆に取り掛かりやすいセクション**でしょう。実施したことを事実に基づいて淡々と、かつ厳密に記載して行きます。あやふやな記載にならないよう注意が必要で、実際に書いてみると調べ直さないといけない部分が見付かることもあるので、なるべく初期の段階からドラフトを作成し始めましょう。方法・結果の部分は、前節で示したワイングラスの軸に相当します。話があっちこっち行ったりしないよう、筋を通して、系統立てて記載することを心がけます。

　研究開始前、倫理申請をするための研究計画書で、既に日本語で方法の説明を作成しているかもしれません。その場合は、それを英文に直して記載するようなイメージになります。しかし、英語論文はそれなりの形式があり、**項目ごとに順序よく内容を埋めていく**ことになります。専門誌によっては、それぞれ小見出しを付けて、研究デザイン（Study design）、研究参加者（Participants）やデータの出典（Data sources）、検査や治療などの方法（Procedures）、予後や有害事象などの転帰の評価方法（Outcomes）、統計手法（Statistical analysis）、スポンサーの役割（Role of the funding sources）などの順に説明を行います（表11／→P.136）。

　臨床論文も科学論文の一つなので、**客観性、再現性が担保されるように留意**します。例えば、A病院で1年間に発症した肺炎の患者数を、B

表11：方法のセクションに含める項目の例

Study design	後方視的観察研究、など研究デザインの説明を入れる。
Participants	年齢や疾患など、どのような患者が研究に参加したか記載する。
Data sources	どこの施設でいつからいつまでの期間のデータかなどを記載する。
Procedures	治療法などを具体的に説明する。
Outcomes	結果の評価方法を説明する。
Statistical analysis	用いた統計学的手法やソフトウェアを具体的に書く。
Role of the funding sources	研究資金の提供元と役割を記す。

先生が調べたら100人、C先生が調べたら150人だった、という適当な調査ではいけません。差が生じたのは、実は調べた期間や肺炎の診断基準が異なっていた、といったことかもしれませんが、誰がやっても同じ調査結果になるように手法を定型化しておく必要があります。また、例えば肺炎の抗生物質が効いた患者だけデータをとって、効かなかった患者を勝手に除外して報告するような、バイアスがかかった患者の選び方も決して行わないようにします。なお、これは医学分野で一般的に行われる量的研究の手法ですが、数値化しにくいテーマを扱う質的研究ではサンプルの選び方は異なる手順で行われます。

　患者データを用いた研究であれば、倫理委員会の承認も必要となるため、その事実も方法欄で記載します。介入を伴うような前方視的研究であれば、患者の文書による同意は必須です。一般の臨床医であれば後方視的研究を行う機会の方が多いでしょうが、その場合もオプトアウトの手法を用い、情報公開を行い患者の拒否権を保証する倫理的配慮が必要です。オプトアウトとは、個別に同意書を得る代わりに、研究の概要を院内掲示したりホームページに掲載したりして患者に知らせ、研究に参加したくない方に個別に連絡をもらう方法です。特に拒否をする連絡がない場合は、同意があったものとみなします。

研究デザインについては、介入研究（Interventional study）か観察研究か（Observational study）、前方視的（Prospective）か後方視的（Retrospective）か、横断研究（Cross-sectional study）か縦断研究か（Longitudinal study）か、などの情報を明記します。また、研究を実施した場所、期間、対象患者の、研究への組み入れ基準（Inclusion criteria）や除外基準（Exclusion criteria）も記載します。

多くの場合、類似の研究手法を取った先行文献があるはずなので、いくつか集めて見比べながら、投稿予定先の専門誌の規定に沿った形で埋めていくのがよいでしょう。逆に、記載方法という面では、**あまりオリジナリティが必要とはされないセクション**だとも言えます。ただし、どの項目を入れて、何を入れないのか、適切に取捨選択することが大切です。論文にはそれぞれの目的、ストーリーがあり、本筋と関係ないことを入れ過ぎると、何が言いたいのか分からなくなるからです。

方法の記載の実例

ここでも私たちの診療所についてまとめた論文の方法欄の実例（359語）を見てみましょう。この論文の例では、特殊な検査や治療を行ったり、複雑な統計手法を用いたりしている訳でもないので、あっさりと短めにまとめています。もしある程度複雑で新規性の高い検査や治療を行った場合は、その説明を詳しく行う必要性があります。また、例数が多く高度な統計解析を実施した場合は、解析手法の解説も必要となるので、もう少し長く方法欄への記載が必要になります。基本的に、読者が論文と同じ手順を再現出来るくらいの説明が求められています。

第1パラグラフ（159語）では、どこの施設で、どのような状況下で診療を行ったかの解説から入っています。さらに、いつからいつまでを研究期間とし、どのような患者の、どのようなデータを取得したのかを説

第七節　方法

137

明しています。読者目線で、日本の状況をよく知らない海外の人でもある程度分かるように説明を加えています。また、後方視的な観察研究ですが、倫理委員会の承認もきちんと取得済みであることを記しています。

Our clinic, "Navitas Clinic Tachikawa," is located inside the building of the Tachikawa station, where 3 independent railway routes connect together, and within 1-minute-walk distance from the nearest ticket gate. Tachikawa station is the gateway to Tachikawa City with the population of 180,000 and about 30 minutes to the central Tokyo area by an express train. The clinic opens from 9 a.m. to 1 p.m. and from 3 p.m. to 9 p.m. on weekdays, and from 10 a.m. to 5 p.m. on Saturdays. Usually, 2 physicians operate the department of internal medicine. We obtained de-identified data of patients who had visited the department of internal medicine in our clinic between August 2013 and June 2016 using the electronic health and billing records. We retrospectively extracted data on patients' sex, age, time of visit, waiting time, presence, or absence of an appointment, diagnoses, and patients' addresses. This study was approved by the institutional review board of Teikyo University, Tokyo, Japan.

第2パラグラフ（136語）では、研究の対象としなかった患者の除外基準から始めています。また、実臨床上でよくありますが、カルテシステムの変更という現実的な問題でデータが取得できなかった期間の説明も書いています。その他、紹介患者率の計算方法、分析に利用した公開データの出典も記載しています。方法と結果は相互の対応を考えながら記載することも重要で、方法に記載しているのに結果を書かなかったり、

逆に方法を示さず結果だけ記載するような誤りがないよう注意します。

第七節 方法

Data on other medical services, such as immunization for seasonal influenza or visits to the department of dermatology or pediatrics, were not included in the analysis. Physicians exceptionally examined children or patients with skin problems only when dermatologists or pediatricians were absent and those data were included in the analysis. The data between September 6, 2015, and October 12, 2015, were not available because of the changes in the electronic health record vendors and were not included in the analysis. The referral rate to other medical institutions was counted not by each visit but by each patient. To compare the data with the conventional clinics in Japan, publicly available data was used with regard to the statistics of patients' characteristics in conventional Japanese clinics published in 2014 by the Ministry of Health, Labour, and Welfare (MHLW).

第3パラグラフ（64語）は、使用した統計ソフト、統計手法を記載し、また、この論文では地図作成ソフトも使用したことを記しています。

Statistical analyses were performed using the R version 3.1.2 (R foundation for Statistical Computing, Vienna, Austria). To determine the associations, a one-way analysis of variance, Tukey–Kramer test, and chi-square test were used. In all analyses, a P-value of <.05 indicates a statistical significance. Plotting of the patients' addresses on the map was performed using the software MapInfo (Pitney Bowes Software K.K., Tokyo, Japan).

第八節　図表

Point

● 論文理解の鍵であり、結果の項を書く前に作成しておく。

● 図表は本文を見なくても一目で理解可能な内容にする。

● タイトル、略語、脚注、図の軸のラベルや解像度も念入りに作る。

> **図表の構造**

　図表は、論文の方法や結果を視覚的に分かりやすく伝える上で非常に重要です。読者が抄録を読んだ後に**図表を見るだけでも、ある程度論文のストーリー、メッセージが伝わるように組み立てる**ことが望まれます。

　学会や研究会での発表スライドは、ほとんどの方が作成したことはあると思います。そこでスライドに使った図表を、論文でも提示していくようなイメージを持っていればいいでしょう。論文を執筆するときも、結果の執筆に取り掛かる前に、どのような図表を用いて結果を提示するのか整理し、ある程度、図表を作成しておいた方がいいでしょう。結果の執筆は、その図表を参照しながら進めた方が効率的です。

　初歩的なことですが、**表（Tables）は単語と数字を見やすい形でリスト化したもの**です。本文で、数字が羅列されたりすると非常に読みにくいものですが、表にすれば理解が容易です。**写真やフローチャート、生存曲線などは、図（Figures）として区別**して作ります。図表には、読者が結果を素早く把握し、効果的に内容が頭に入るよう読みやすくする目的があります。本文とは別に作成し、本文中で図表に言及した部分で、図表番号とともに提示します。本文で触れない図表を投稿原稿に含めてはなりません。

　図表の作り方も、専門誌ごとに細かい投稿規定があり、それを確認した上で作成する必要があります。特に**枚数には注意が必要**です。例えば、

原著論文における図表の最大枚数は、*NEJM*や*JAMA*などでは5枚まで とされており、ほとんどの専門誌も同様です。これを超える図表がある 場合は、付録（Supplementary materials）として付け、電子媒体としてダウ ンロード出来るようにすることもあります。何れにせよ、**掲載する図表 の質は論文の出来にも影響する**ので、優先順位を考えて、どのようなデ ータを図表として提示するのかよく考えて決定します。

　臨床研究の論文では、年齢や性別、リスク因子などの患者背景や主要・ 副次評価項目の解析結果、主な有害事象を一覧にした表を作成するケー スがしばしばあります。表12は、患者の背景を説明した表のイメージで す。

表12：**患者の背景を示した表の例**
Table: Baseline characteristics

	Group A (n=116)	Group B (n=118)
Mean age (SD)	52.6 (17.0)	42.2 (14.9)
Male	43 (37%)	37 (31%)
Previous treatment	97 (84%)	104 (86%)
BMI >30kg/m^2	36 (31%)	37 (31%)
High-risk	50 (43%)	62 (53%)

Data are mean (SD) or n (%). BMI=body-mass index.

　表では通常内側の縦の罫線は引かず、横の罫線もタイトル行と区別す る場合など最小限に留めます。本文で記載する順番に表の番号（Table 1、 Table 2など）を付け、その横に短い見出しを付けます。表の脚注では、数 字の解釈を入れたり、本文をいちいち読み返さなくても済むよう略語を スペルアウトしたりします。必要に応じ、左端の各項目部分にそれぞれ の単位を付けます。通常、原稿では本文と表を別ページとしますが、文 中に表を埋め込むよう指示している専門誌もあります。必要に応じてア スタリスクなどの記号を付け、解析方法などの簡単な解説を加える場合 もあります。

本文と同様に、よい表を作成するためにはいくつかの注意点があります。まず、必要十分な情報を掲載するよう気を配り、**縦横に長すぎて読みにくくならないようにします**。縦の列は3～5個程度が読みやすいでしょう。理想的な分量は、掲載時に1ページに収まる程度、長くても2ページくらいでしょう。タイトルも、本文を読み直さなくても内容が理解出来るものを付けます。略語や脚注も、あまり多く入れ過ぎて理解しづらくならないようにします。

論文の図としては、棒グラフや折れ線グラフが頻繁に使用されます。また、臨床研究では、解析対象となった患者の選択・除外の過程を示したフローチャート図、カプラン・マイヤー法で作成した生存曲線、典型的な病理・放射線画像所見などがよく用いられます。カラーの図を使用する場合は、専門誌によっては別途料金を要求される場合があります。

投稿用の図についても、**専門誌ごとにTIFF、JPEG形式などの指定、解像度の指定**（300～1200 dpiなど）**が細かくあり確認が必要**です。なお、論文原稿では、**図の説明はFigure legendsとして本文中に別項を設け記載**する必要があり、図の一部分として埋め込んではいけません。

以下は、私たちの診療所の受診患者の特徴を表した論文の図の実例です（図8、9、10）。

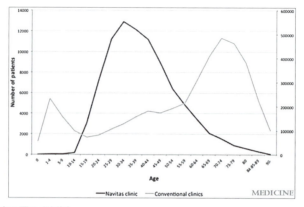

図8：論文の図の実例(1)
受診者の年齢層は、一般の診療所に比べ、私たちの所では、若年層に偏っている。

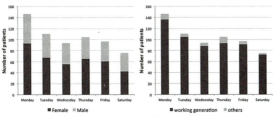

図9:論文の図の実例(2)
受診患者の曜日ごとの受診数を示している。横軸に月曜日から土曜日の曜日をそれぞれ示し、縦軸は受診した患者の実数。左は男女別、右は世代別。

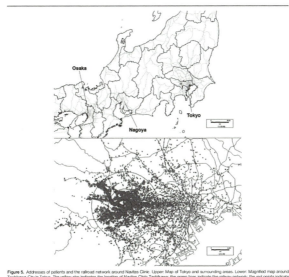

図10:論文の図の実例(3)
診療所と受診患者住所の位置関係を示している。鉄道路線に沿って多くの患者が集まっていることが分かる。

　以上のように、図表の作成にも細かいルールがあり、投稿先の専門誌の投稿規定に従って、完成度が高いものを作成しましょう。図表は査読者、読者の理解を助けるために重要であり、**出来栄えが論文そのものの評価や価値を左右する場合もある**ことに十分留意しましょう。

第四章　英語論文を書く

第九節　**結果**

Point

- 客観的な事実、数字のみを記載し、主観的な判断や解釈は入れない。
- 図表の内容をそのまま繰り返すような冗長な記載は避ける。
- 方法と対応させ、項目ごとにパラグラフを作り記述する。

結果部分の構造

　臨床研究の結果の記載は、患者数や年齢、性別、疾患の種類、重要な危険因子の有無、治療歴など、**研究対象となった患者の特徴や背景を、読者が簡単につかめるように要約したデータから示して行きます。**

　例えば、前方視的研究の場合では、何人の患者を研究対象に含めるかを検討します。そのうち何人が選択基準を満たして実際に研究に組み入れられ、何人が研究から除外されたのか、といった数値も具体的に記載します。このような数字を系統的に記すことで、薬が効いた患者や有害事象が少なかった患者だけを恣意的に報告して、実情とは異なるよい結果だけ示していないか、判断する材料にもなります。当然ながら、**結果部分には客観的な事実、数字のみを記載するべきで、主観的な判断や解釈が入り込まないようにします。**

　本文だけでなく、重要なデータは図表でも示します（**図8、9、10／**→P.142、143）。例えば患者数や年齢などの患者背景は、一覧として記述統計量の表に示します。本文をいちいち参照しなくても、図表をざっと見て結果を素早く把握出来るようにするため、個別の図表をそれぞれ単独で読者が理解出来る形にします。慣れないと、図表に書いてあるデータと同じことを、本文でもそのまま全て繰り返して書く人がいます。この

ような**冗長な記載は避け、本文上、図表についての記載は図表の理解を助けるための解説程度と考えて執筆**するとよいでしょう。学会発表で説明するようなイメージで、重要なデータについては読者に向けて強調しますが、図表の細かいところまで全て、結果の本文中で繰り返すような記載は避けましょう。

第四章第七節（→P.135）でも説明したように、**方法と結果が対応するよう、観察された事象や治療結果、予後、有害事象など項目ごとに漏れなく記載**します。ただし、ここでも論文のテーマと関係のないことまで、入手したデータを何でもかんでも記載しないよう、簡潔に必要事項を入れるよう心がけます。

> **結果の記載の実例**

引き続き、診療所の受診動態の論文を引用し、結果の記載例（669語、7パラグラフ）を示します。

第1パラグラフ（125語）では、論文の対象となった患者の基本的な背景データを記述しています。この論文の場合は、受診回数や年齢、性別などで、表にする程細かいデータはないので本文のみとなっています。一方、通常の医療機関と年齢層の違いに特徴があったことから、視覚的に分かりやすい図で結果を示しています（**図8**／→P.142）。このように、論文の結果の要となるようなデータは図表で示すことも重要です。図表の枚数は、専門誌ごとに5枚までなど上限があるため、よく考えて優先順位の高いものを掲載し、あとのデータは本文での説明になります。場合によっては、追加の図表を付録として付けることもあります。

During the study periods, 28,001 patients visited for 87,126 times. The average number of daily visits on weekdays was

109.6 and that of on Saturdays was 75.6. The median times of visit of each person were 2 and the mode was 1. Only 132 (0.47%) patients visited more than once a month on average. Men visited 33,953 times (39.0%) and the median age of all patients was 38 years (range, 0-102). Figure 1 shows the comparison of the age distribution between our clinic and other conventional Japanese clinics. The age of patients in our clinic was slightly skewed to the left (skewness was 0.69) and that in conventional clinics was skewed to the right; patients in our clinic were relatively younger than conventional clinics.

第2〜7パラグラフに渡っては、第1パラグラフで示した患者集団から観察された様々な事象を、切り口を変えて多角的に分析し、その結果を数字と図で提示しています。臨床論文によくあるような、ある種の治療を行った患者集団の成績を報告する場合であれば、治療の奏効率、生存率、死亡率や、これらの転帰に関係する予後因子の分析、有害事象の発生率などを順次パラグラフごとに示すことになります。

ここで示している論文の例では、受診動態がテーマになっていますので、**第2パラグラフ**（71語）ではまず診察に要した待ち時間の分布を示しています。

The overall median waiting time was 748 seconds (range, 2-5344). The median waiting time was 994 seconds (range, 2-5341) among the 29,622 (36.2%) patients without an appointment, and 665 seconds (range, 2-5344) among the 52,214 (63.8%) patients with an appointment. The proportion of patients who waited <15 minutes, between 15 and 30 minutes, between 30 and 60 minutes, and >60 minutes were 59.2%, 28.0%, 10.7%, and 2.1%, respectively.

第3パラグラフ（60語）は、受診者数の季節変動の結果と、それを図示したもの、さらに季節での差を統計学的に検定した結果を示しています。

Seasonal variations were observed in the number of visits (Fig. 2). The average number of monthly patients in winter seasons (December, January, and February), summer seasons (June, July, and August), and the other seasons were 2892, 2333, and 2513, respectively. More patients visited in winter seasons rather than in summer (P = .0024) and the other seasons (P = .017).

第4パラグラフ（131語）は、曜日ごとの受診者の変動や性別・年齢の分布と、それを図示したもの、曜日での差を統計学的に検定した結果を示しています。

Variations in the distribution of visits based on the day of the week (Fig. 3) were also observed. The number of daily visits on Mondays, Tuesdays, Wednesdays, Thursdays, Fridays, and Saturdays was 146.5 (23.3%), 110.2 (17.6%), 93.8 (14.9%), 104.8 (16.7%), 96.6 (15.4%), and 75.6 (12.0%), respectively. Of the 76,738 weekday visits and 10,722 Saturday visits, 29,159 (38.2%) and 4794 (44.7%) were men, respectively. The proportion of men was significantly larger during Saturdays than weekdays (P < .001). Of the 81,319 visits of working generations (from 15 to 65 years old) and 5801 visits of patients <15 or >65 years old, 10,271 (12.6%) and 458 (7.9%) were on Saturdays, respectively. The proportion of Saturday visits was significantly larger among working generations compared with patients <15 or >65 years old (P < .001).

第5パラグラフ（181語）は、時間帯ごとの受診者の変動や性別・年齢との関係、それを図示したもの、時間帯ごとで受診者の特徴に差がないか統計学的に検定した結果を記述しています。

Figure 4 shows the number of weekday visits by the time of the day throughout the study periods. Many patients visited at 10 a.m. and 3 p.m., the time when consultation starts; 8903 (11.6%) and 8302 (10.9%), respectively. However, the most popular visiting time was between 6 and 7 p.m. with 11,520 (15.1%) patients. Approximately, one-third (35.5%) of weekday visits occurred after 6 p.m., when other physicians' offices are typically closed. Adding weekend visits to that proportion, 43.4% of our clinic visits occurred when other physician's offices are likely to be closed. Among the 49,270 visits before 6 p.m. and 27,108 visits after 6 p.m., 17,668 (35.9%) and 11,491 (42.4%) were men, respectively. The proportion of men significantly increased after 6 p.m. compared with before 6 p.m. (P < .001). Among the 71,048 visits of working generations and 5343 visits of patients <15 or >65 years old, 26,732 (37.6%) and 376 (7.0%) were after 6 p.m., respectively. The proportion of visits after 6 p.m. was significantly higher among working generations compared with patients <15 or >65 years old (P < .001).

第6パラグラフ（47語）は、受診者の主な診断結果や他の医療機関への

紹介率を説明しました。

Common diagnoses included upper respiratory tract infection (22,358), allergic rhinitis (20,916), hypertension (4869), dyslipidemia (3901), gastroenteritis (3532), asthma (3497), sleep apnea syndrome (2386), pharyngitis (2230), iron deficiency anemia (2166), and acute gastritis (1875). The number of individuals who were referred to other medical institutions was 1022 (1.2%).

最終の**第7パラグラフ**（54語）では、診療所の位置と受診者の住所の地理的関係を記述、図示して締めくくっています。

Figure 5 shows geographical plots of residence of patients (n = 82,381), the locations of our clinic, and the surrounding railway network. The number of visits came within 2-, 5-, and 10-mile radius from our clinic was 41,696 (50.6%), 63,190 (76.7%), and 75,015 (91.1%), respectively. Their addresses were mainly located along the railway network.

以上のように、**臨床論文では、最初のパラグラフでデータの対象となった患者集団の特徴を記述**します。臨床試験などでは、患者がどのように組み入れられたか図で示し、年齢や性別、疾患、危険因子など特徴的な要素を表にすることもよく行われます。**それ以降のパラグラフでは、記述する項目の小テーマごとにまとめ、その結果を方法欄の記述との対応に気を配りながら過不足なく埋めて行きます。**文字や数字の羅列ばかりになると非常に読みにくい文章となり、例えば数十種類の有害事象の一覧を全部文字と数字で並べたら読めたものではないので、見やすい表にまとめます。生存曲線なども、一目で分かるように図示します。

第十節　考察

Point

- 結果に基づいた個別の知見から出発し、主張に沿って末広がりに展開。
- 既報との異同、一般化可能性や再現性、将来の展望、短所を記述。
- 要点を簡潔にまとめた結語で締めくくる。

考察部分の構造

　考察（Discussion）は、論文を構成する各セクションの中でも書く内容について比較的自由度が高い部分です。結果の新規性に対して自分なりの意見を述べたり、先行研究と比較した異同を考察したりします。逆にそれが故に、**慣れないと最も書きづらい部分**でしょう。序論・背景や結果で既に記載済みの内容を重複して書いたり、先行文献の解説に延々と紙幅を費やしたりといった、初歩的なミスの目立つ原稿もしばしば目にします。

　当然ですが、結果をまとめて吟味してからでないと、何を議論してどういう方向の話にまとめるのか、ちぐはぐになります。論文全体で執筆に当たる順番は、序論・背景、方法と結果、図表をある程度まとめた段階で、最後に考察部分に取り掛かるとよいでしょう。

　原著論文における考察のセクションは、自由度が高いと言ってもある程度の執筆様式があり、それを意識しながら進めると比較的書きやすいでしょう。執筆の基本的な書き方では、まず**研究の結果何が判明して、それが臨床上どういう新たな意義があるのか**を説明します。そして、**先行文献と比較し、何が同じでどのような違いがあるのか**を明らかにして

行きます。ここまでで、考察のセクションの半分程度は使うことになるでしょう。続けて、研究で初めて判明した特徴的な知見があれば、それをさらに詳しく論じるのもよいでしょう。また、その知見が研究対象を超えて、どこまで**一般化が可能なのか、他の施設や国でも再現性がある**のか、加えて、**研究の影響や将来の展望、今後の研究の方向性についても言及**します。

　論文の意義を主張するばかりでなく、セクションの後ろの３分の１から４分の１程度を使って、**論文の短所（Limitations）についても必ず述べなければなりません**。ここが不備であれば、査読者はもちろん、出版後に読者からのレターで追加の指摘を受けることも起こり得ます。最終のパラグラフでは、論文から導かれる**結果を要点にまとめ、研究にどういう意義があるのかを簡潔に記し締めくくります**。最後の部分は、専門誌によっては結語（Conclusions）として独立した項目として要求される場合もあります。

　原著論文における考察の分量は、**英文でおおよそ1000語前後**にまとめられることが多いようです。日本語換算で原稿用紙にすると４～５枚程度になります。長く書けばよいというものでもなく、論文の結果からは導き出せない余分な推測を入れたり、本筋から外れた話題を盛り込んだりしてはいけません。むしろ**簡潔に要所を捉え短くまとめる**ぐらいが科学論文としては好ましいでしょう。

　考察のセクションにおいても、主要な参考文献を引用しながら話を進めますが、**参考文献を解説するためではなく、研究結果について考察を深めるための文献の引用**であることに注意が必要です。序論・背景では研究領域の説明をするために引用し、同じ文献を繰り返し考察部分でも使うことも多いですが、考察部分での引用はそれとは目的が異なっていることを念頭に置いて下さい。

> **考察部分の記載の実例**

　それでは引き続き、診療所の受診動態の論文を引用し、考察の記載例
（1315語、11パラグラフ）を示します。

　第1パラグラフ（83語）は、今回の研究が行われた背景と得られた知見
の要約を示し、研究結果の意義を解説しています。この例で言えば、巨
大駅の診療所では、従来の診療所よりも若い女性が多く、夕刻以降の受
診者が多かったことを端的に述べています。結果で提示した細かい数値
を再度示してはいないことに注意して下さい。

　　Our convenient care clinic is located inside one of the largest
　　station buildings in Tokyo, and we have provided extended
　　hours of access that is rare in Japanese medical institutions
　　other than an emergency department. Here, we revealed unique
　　demographic characteristics of our patients that were different
　　from those in conventional clinics in Japan; patients were
　　younger, predominantly women, and visited most often between
　　6 and 7 p.m. These characteristics were consistent with those of
　　the customers of other station-related non-medical commercial
　　facilities.

　第2パラグラフ（204語）以降では、結果のセクションで項目ごとに示
した事項について論じ、先行文献との異同についても言及しています。
結果欄では客観的な数字や事実を並べた訳ですが、考察ではそれらがど
のような意味合いを臨床上持っているのか、自分たちの解釈や意見を紹
介しながら説明します。この場合、軽症患者が気軽に受診出来る事は生
活の質に影響するとか、通勤通学の生活動線上にあることが受診しやす

さに繋がった、というデータの読み方、考え方を読者に伝えています。

The most common diagnoses of our patients were uncomplicated common diseases such as an upper respiratory tract infection or allergic rhinitis. Admittedly, patients with such disease will be able to endure without medication; however, the quality of life and the efficacy of the work would be significantly impaired if untreated. Since the Japanese society suffers from a declining birth rate and shrinking total population, the barriers of visiting should be removed as much as possible to improve the productivity of young workers. Notably, our results showed that episodes were usually resolved within 1 or 2 visits, and referral rates to other medical institutions were quite low. This suggests that patients might have an ability to self-triage, and patients with minor symptoms were attracted to our clinic as in the context of retail clinics. Further, although the usual catchment area of conventional clinics located in a residential area in Tokyo has been thought to be within 1 to 2 miles from a clinic, half of the patients of our clinic came from more than a 2-mile radius. As most of their residence was distributed along the railway network, we speculate that railway users visit our clinic on the way to work, home, or of shopping.

第3パラグラフ (121語) は、受診時間帯の結果について、社会的にどういう意味合いを持つか考察しています。飽くまで研究結果に立脚した議論の展開であり、論文の結果とは無関係な自説を披露するのではないことに注意しましょう。

第十節 考察

153

The proportion of patients in working generations and men significantly increased after 6 p.m. and during weekends, when the usual physician's offices are typically closed. Although the precise reason of the increase was not surveyed in this study, we suppose that these workers visited us when they are free from their work. In Japan, the proportion of regular employment of men is higher than that of women (78% and 43%, respectively, in 2014) and such a disproportion of employment pattern might have been associated with the increased proportion of male patients after 6 p.m. and during weekends. These needs will also increase among women as their participation in the workforce continues to rise with an active support from the Japanese government.

第4パラグラフ（181語）では別の論点として、待ち時間についての議論を深めています。この例では、先行文献として厚生労働省のデータを引用しながら、今回の結果と何が違うのかを説明しています。

Another point to be noted is the quite short waiting time in our clinic compared with that in conventional Japanese hospitals. According to the patients' behavior survey published by the MHLW in 2014, the proportions of patients who waited for <15 minutes, 15 to 30 minutes, 30 to 60 minutes, and >60 minutes in hospitals were 25%, 24.1%, 20.4%, and 24.7%, respectively. Although most of our patients had an uncomplicated illness that requires only short exam time, the reservation system we have developed would have contributed to the results, that is, when making a reservation, our patients can choose from multiple ways: either through a smart phone, website, phone call (automated voice or an operator), or over the counter at the clinic. Additionally, in our clinic, the reservation time bands are divided into units of 12 minutes to reduce the waiting time as much as possible. Such punctual short waiting time would bring additional convenience to patients so that they can use their spare time on their way to work, home, or shopping, and can easily make their plans as scheduled.

第5パラグラフ（142語）では、米国にある類似した運営スタイルの診療所での先行文献との異同を、私たちの診療所と比較しながら考察しています。このように、日本だけでなく海外の他施設のデータと比べることは、得られた知見の一般化の可能性を考える上で重要になってきます。臨床論文であっても、環境の異なる他の施設や国で同じような知見が得られている、もしくは今後得られる可能性があるなら、研究成果がより多くの人々に適応出来る可能性が拓けてくるからです。

Since retail clinics in the Unites States share the similar concept with our clinic to meet patients' demands for greater convenience, it is plausible that both resulted in similar patients' characteristics. In the previous studies with regard to retail clinics, patients were dominantly women (63.8%) and 18 to 44 years old (43%), lived within the 10-miles radius, and their visits increased during winter. Approximately, one-third (28.9%) of weekday visits occurred after 6 p.m. when the usual physician's offices are typically closed and the proportion increased to 44.4% when weekend visits were added. More than

90% of patient's visits were mainly due to acute simple illnesses such as upper respiratory tract infections, bronchitis, urinary tract infections, etc., and the referral rate to an emergency department was low (2.3%). These similarities indicate that demands for convenience among younger population are universal in developed countries.

第6パラグラフ (72語) から第8パラグラフにかけては、一般化を考える上での注意点を読者に説明しています。ここでは1点目として、日米の医療資格の違いについて言及しています。

However, several differences were noted between the retail clinics and our clinic. First, retail clinics are typically staffed by nurse practitioners or physician assistants, but our clinic is staffed by doctors. Physician organizations such as the American Academy of Pediatrics and the American Academy of Family Physicians have expressed concerns for the potential fragment of care and lower-quality care in retail clinics, but such criticisms would not be applicable in our clinic.

第7パラグラフ (116語) は、米国と日本で扱う疾患の違いについて述べています。なお、これはどのような臨床研究にも通じることですが、研究対象と全く同じ条件を持った患者が他の研究にも組み入れられることは稀です。治療成績を検討する時も、高い診療能力がある特定の医師や施設でのみ良好な結果になること (あるいはその逆) は当然あり得ます。異なる臨床研究の結果の数字だけを単純に比較は出来ないのです。そのような視点を取ると、患者の選択にバイアスがあったのか、医師の技術が優れていたのか、など色々議論する題材にもなります。

臨床研究は研究者自身がコントロールするのが困難な不確定要素が多く、実験の条件をかなり正確に揃えられる、理論的には再現性が高い基礎研究と大きな違いがあります（現実には多くの基礎研究に再現性がないことが問題になっていますが…）。その結果、臨床研究では、様々な施設や国で得られた数多くの患者データで分析して、同一の結論が得られている方が、より一般化の可能性が高いと見なされることになります。

Second, the difference in staff resulted in the difference of the disease they catered. Chronic diseases such as hypertension, dyslipidemia, and sleep apnea syndrome were higher in our clinic than in retail clinics. Furthermore, gastroenteritis and gastritis were higher in our clinic because various diseases can cause stomachache, whereas retail clinics are not designed to differentiate complicated medical conditions. On the other hand, diagnoses of sinusitis, otitis externa, otitis media, and conjunctivitis are higher in retail clinics because Japan has a universal health coverage with free access to any medical institutions, so patients would have chosen to visit an otolaryngologist or ophthalmologist before visiting our clinic when they experienced symptoms in their noses, ears, or eyes.

第8パラグラフ（57語）は、日米の医療制度の違いについて論じています。医療環境の国際的な違いも診療データの結果の解釈に影響を及ぼし得るので、しばしば臨床研究の論点の一つになります。

Third, financial incentives for patients exist only in retail clinics. Compared with the primary care physicians' office in the United States, the medical expenses in retail clinics is inexpensive. However, there is not such a difference between

第十節　考察

our clinic and conventional Japanese clinics because official standard prices are implemented in Japan regardless of the types of operation.

第9パラグラフ（108語）では、将来的な展望を論じている部分です。研究結果はどのような意義があって、どのような影響を持ち得るのか、将来に積み残した課題も含めて自分たちの意見を述べることになります。

Our clinic may contribute to a decrease of emergency visits to other institutions located in the surrounding areas. A previous report in the United Kingdom showed that, compared with practices without extended access, extended access of primary care services demonstrated a 26.4% relative reduction in patient-initiated emergency department visits for "minor" problems in addition to a 26.6% relative cost reduction. However, retail clinics could not prove the decrease of emergency department utilization for low-acuity conditions and healthcare expenses. Since low-acuity emergency department visits became a widespread problem in hospitals globally, future studies would be needed to explore the impact of our clinic on local medical services in Japan.

第10パラグラフ（104語）では、研究の短所をいくつか記しています。ここでは、単施設のデータなので一般化の可能性について限界があること、過去の公的データとの比較のため、厳密な比較としては問題があるなど研究手法の欠点、診断名の抽出方法が保険病名に基づいているため実診療と乖離する可能性があるというデータの質に関して挙げています。このように、どのような研究でも完璧ということはないので、考え得る短

所を挙げ、読者に結果の解釈への注意を促します。

This study has several limitations. First, it is an observational study in a single institution so findings cannot be widely generalized. Second, we compared the characteristics to the data of conventional clinics obtained from a nationwide survey of Japanese patients, because we could not obtain the data from other clinics in the region. For the comparison regarding waiting time, the average in outpatient department of hospitals was used because that in conventional clinics was not available. Third, the diagnoses were based on the terminology in the health insurance claim forms, and the actual medical conditions might have been different from them in some cases.

最終の**第11パラグラフ**（127語）は結語（Conclusions）です。この専門誌では、別の見出しをつけたセクションを設けていますが、考察のセクションの一部として最後のパラグラフに入れ込む形式の専門誌も多くあります。行動経済学の有名な知見として、ピーク・エンドの法則が知られています。人間の記憶に残るのは、一連のエピソードのピークの部分、そして最後の部分です。終わりよければ全てよし、というのは論文を読む体験にも当てはまり、最後のパラグラフをきっちり仕上げておくことは非常に重要です。考察のセクションの第1パラグラフと一部重なる内容にもなりますが、文章は少し工夫して全く同じ繰り返しにならないように気を付けましょう。今回の研究で、要するに何が分かって、どういう意義があるのか、読者にとってどのような関係があるのか、などを簡潔にまとめて結語とします。

From this observational study of >87,000 patient visits, it was revealed that young workers mainly living along the railway network visit our Ekinaka clinic mostly after work because of uncomplicated illnesses. Our clinic, which is located inside a railway station building and operates with extended hours and on Saturdays, seemed to have met the unmet medical needs especially for patient populations that have been underserved by conventional medical institutions with the locational and temporal convenience. Since urbanization has made rapid strides globally and constructions of railway networks are progressing further in Asia in addition to other metropolises that has existing railway networks, such as New York, Seoul, Shanghai, Paris, and London, our Ekinaka clinic will be a new model of physicians' office applicable to other urban cities.

　以上のような構成になりますが、**基本的な組み立て方はどの論文を書く時にもおおよそ共通**しています。**論文の主張、キーポイントは何かを常に意識して、ストーリーを論理的に組み立てることが重要**です。論文の主張とは関連ない話に脱線したり、先行文献の説明に終始したりせず、論文で得られた結果の考察に主軸をおきます。**結語では、研究の結果、どういう新たな知見が得られたのかを簡潔明瞭に述べ、読者の印象と記憶に残る言葉で締めくくる**ようにしましょう。

Column

Being a Writer, Mere Serendipity

Resident, Anup Uprety (Kathmandu)

I am a resident doctor working in the Department of Anesthesiology in Tribhuvan University Teaching Hospital in Kathmandu, Nepal. It is one of the several tertiary care hospitals funded by the government. Nepal is a low-income country sandwiched between the two largest growing economies, India and China. With a population of 28 million, a life expectancy of 69 years and a Gross Domestic Product per capita of USD728 in 2017, it is trying to tread its path towards prosperity. We have only 0.7 doctors, nurses and midwives per 1,000 population, a figure significantly smaller than the WHO recommendation of 2.3 per 1000 population.

I visited Japan for the first time in September, 2015, thanks to Ms. Asaka Higuchi, Dr. Masahiro Kami and his team. It was the same year in April that Nepal was struck with the deadliest and most disastrous earthquake in its history. I met so many people who influenced and motivated me. One of them was Dr. Tanimoto who tempted me to write my first paper. I was very amazed by how everyone was making time for research and writing papers. We wrote a paper titled, "Post-earthquake Nepal: lessons from Fukushima." Luckily, it was accepted in *the Lancet Global Health*.

Since then we have been writing and have succeeded in publishing four papers in *the Lancet* series. In Nepal, the majority of doctors don't have time for writing papers or they would rather not carry the unnecessary burden since writing is not child's play. During my stay in Japan, I found that so many people were dedicated and determined to write papers.

Even today, I am giving all my effort in this collaboration to work and get along with my Japanese colleagues including Dr. Akihiko Ozaki. We have many proposals in the pipeline and we intend to carry out research and publish it in international medical journals. I think talent in writing is a myth. Hard work beats talent. If one works hard to write papers one can be very good at writing. As for me, I will keep writing as I have very good mentors and tutors. I wish to continue our collaboration in the future.

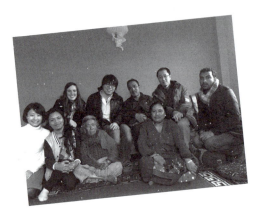

ネパールのカトマンズ盆地に住む少数民族ネワール族一家のご自宅訪問（2016年2月）。写真右端がアナップ・ウプレティ（Anup Uprety）先生、その隣が筆者。2015年のネパール地震をきっかけに、東日本大震災を経験した福島県で活動する筆者らのグループとの交流が始まり、共同で the Lancet などでの発表を続けている。

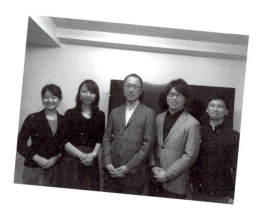

勉強会参加者の一部。左より樋口朝霞さん（看護師）、横山絵美さん（看護師）、筆者、津田健司先生（内科医）、金本義明先生（消化器外科医）。所属や専門分野、年代や国境も超えて執筆に取り組んでいる。遠隔地からの参加者とはSNSなども利用し連絡をしている。

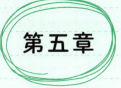

第五章

いよいよ投稿！
英語論文出版までの
道のり

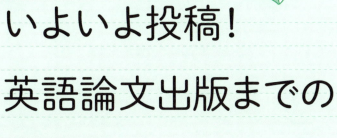
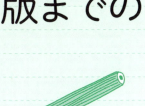

第五章　いよいよ投稿！英語論文出版までの道のり

第一節　投稿先の選び方

Point

- 主題に沿った専門分野から、インパクト・ファクターを参考に候補先を複数選ぶ。
- ハゲタカ・ジャーナルは避ける。
- 過去１、２年の目次をチェックして専門誌の傾向を知る。

> **複数の投稿先を品定めする**

　英語論文を掲載する専門誌は多数ありますが、その選び方について解説してみましょう。私が投稿先を選ぶ際にまず注目するのは、**インパクト・ファクターと、PubMedの掲載の有無**です。

　第三章第一節（→P.56）でも触れましたが、インパクト・ファクターは、トムソン・ロイター社が運営しているウェブ・オブ・サイエンス（Web of Science）という学術データベースに収録される文献を元に算出される数値です。毎年、文献の引用数などを解析したJournal Citation Reportsの中で発表されます。自然科学や社会科学分野の文献が対象とされ、2018年度版では約１万2000の科学誌が点数化されています。査読付き専門誌は数万あると言われ、**インパクト・ファクターが付かない専門誌も数多くある**ことになります。

　インパクト・ファクターを、個別の研究者の業績評価として用いるのは間違っているなどの批判はよく聞かれます。一方、それぞれの専門誌に掲載された論文の平均的な被引用回数を数値化しているという点では、**論文の質の平均的な水準を表している数値だとみなすことが出来るので、投稿先を品定めする上で有用**なのは確かでしょう。

　もちろん、*NEJM*や *the Lancet*、*Nature*や *Science*といった一流専門

164

誌であっても、再現性がない論文が掲載されたり、時には捏造論文が掲載されたりすることもあり問題になっています。インパクト・ファクターが高い専門誌に掲載された論文だからといって、盲目的に礼賛しない態度は重要です。しかし、そのような論文の方が、そうでない論文よりも概ね価値が高く、内容的にもしっかりした傾向にあるのも事実です。

　執筆した論文のテーマを扱う専門誌が世の中に一つしかない、ということは稀で、多くの場合は同じテーマを扱う投稿先の候補となる専門誌が複数あります。例えば、血液学であれば、*NEJM*や *the Lancet*といった総合誌に掲載される論文もありますが、専門性の高い論文は*Blood*や*Journal of Clinical Oncology*、*Annals of Oncology*、*Haematologica*や*British Journal of Haematology*などの分野別専門誌が主要な発表の場になります。このように、**複数の候補となる専門誌がある場合、実際の投稿先はインパクト・ファクターの高いものから順に考えて行く**のは常套手段です。当然ながら、それらのインパクト・ファクターの高い専門誌はPubMedにも収載されています。

　PubMedへの掲載の有無を検討するのは、インパクト・ファクターがつかない症例報告専門誌なども最近では多いこと、また、ハゲタカ・ジャーナル（Predatory journals）の判定に使えること、創刊されたばかりの専門誌はインパクト・ファクターがまだ付けられていないこと、PubMedは最も頻繁に用いられる論文検索サイトであることが主な理由です。**PubMedに収載されない論文は、普通の検索には引っかからないため、せっかく苦労して発表してもほとんど読まれる可能性がない**ことを意味しています。

　第四章第一節（→p.96）で既にご説明したように、臨床医にとっての症例報告は、価値のある仕事であることは論を待たないでしょう。しかし、ランダム化比較試験のようなエビデンス・レベルの高い研究と違って、引用される機会は少なく、インパクト・ファクターが高い専門誌での掲

第一節　投稿先の選び方

165

載枠はあまりないのが現状です。そこで、臨床医の需要に答えて、オンライン・ジャーナルとして発刊されているのが、*BMJ Case Reports*や*American Journal of Case Reports*などの症例報告に特化した専門誌です。掲載料や会員になることを要求される場合もあり、それで稼いで運営資金とするビジネス・モデルです。

　しかし、同じモデルを使っている**粗悪なハゲタカ・ジャーナルには注意**した方がいいでしょう。ハゲタカ・ジャーナルか否かの区別が明確でない場合もありますが、PubMedへの収載は一つの目安になると考えています。なお、*Cureus*（https://www.cureus.com）という専門誌は完全無料を謳っており、PubMedにも収載されるため、一定期間内での投稿回数の制限はあるようですが、良心的な投稿先と言えるかもしれません。

　近年、専門誌の数も次第に増えており、*the Lancet*、*JAMA*や*Nature*のブランドを冠した姉妹誌なども出て来ています。インパクト・ファクターは過去３年のデータに基づくため、創刊されたばかりの専門誌は点数がついていません。ブランド系列であれば、あまり間違いはないでしょうが、よく分からない専門誌はPubMedへの収載の有無が信頼性の目安になると思います。

> ### 専門誌の性格や嗜好

　インパクト・ファクターやPubMed掲載の状況をチェックして、ある程度投稿先の候補をリスト・アップする訳ですが、**第一候補の他に、第二候補以下を３〜５個くらいは事前に挙げておいた方が無難**です。投稿して一発で受理される場合もありますが、敢え無く不受理ということも珍しくありません。それで諦める必要は全然なく、その場合は、第二候補以降に順次挑戦すればよいだけの話です。

さらに考慮すべきことは専門誌の性格や嗜好です。例えば*NEJM*は新薬などの先端医療の論文が多く掲載されますが、先進国、特に米国の医療に主な興味があるようです。途上国の問題や、他国の医療政策の課題のような話はあまり掲載されません。一方、*the Lancet*にも新薬などの論文は掲載されますが、途上国や他国の医療政策の課題を積極的に取り上げ、オピニオンもよく掲載してくれます。例えば、私たちはオウム真理教の死刑執行にまつわる議論や、バングラデシュの交通事情の課題、欧州や日本の医療機器の利益相反の透明性、日本の医学部入試における女性差別といった題材もレターとして発表しました。このような様々な国の医療課題は*the Lancet*なら掲載される確率は高い一方、*NEJM*に掲載されることは非常に考えにくいと言えます。

オピニオンが掲載される専門誌は多くありませんが、他に*Clinical Infectius Diseases*でトランプ政権の医療政策、*Bulletin of the World Health Organization*で福島県の放射線問題を議論したこともあります。インパクト・ファクターが付かなくてもPubMedには掲載されるという基準で探して、難民問題に関してイランの医療政策専門誌、化学テロに関してマレーシアの医学専門誌での掲載も経験しました。

その他の専門誌も同様にそれぞれの性格や嗜好があり、例えば*Blood*では臨床研究も掲載されますが、基礎研究が数多く掲載される一方、*Journal of Clinical Oncology*では基礎研究の話題は逆に少なく、臨床研究が主に掲載されるという違いがあります。ある程度掲載に足る水準を満たした論文であったとしても、専門誌の扱う範疇に合わず掲載が見送られるという場合もしばしばあります。

専門誌の性格や嗜好を知る上では、**過去1～2年程度の目次をざっと確認し、どのような論文が実際に掲載されているのか、傾向を押さえておく**のもよいと思います。論文を執筆する際には、当然先行文献を既に一通り調べ、論文中、実際に引用した文献があるはずです。そのような

文献が、どのような専門誌に掲載されているかも当然参考になります。既に類似の研究が多く掲載されている専門誌であれば、有力な投稿先の候補になるでしょうし、例えば先行研究の二番煎じ、三番煎じ、症例数が少ない小規模の研究といった論文を投稿しようとするなら、先行研究が掲載されたものよりは少し落ちるくらいのインパクト・ファクターの専門誌が候補に挙げられるでしょう。二番煎じのような論文が、先行研究よりインパクト・ファクターが高い専門誌に掲載される見込みはほとんどないと考えるのが普通です。

　面倒と思うかもしれませんが、**投稿先候補を絞ったら、それぞれの投稿規定をよく確認する**ことは重要です。例えば、専門誌ごとに原稿の上限の語数が3000語とか4000語とか異なることは珍しくありませんし、論文のセクションごとの構成の作法や引用文献の書き方が違うこともよくあります。いざ論文を書き上げて投稿しようと思ったら、投稿規定に合っていなかったとなると手間なので、**論文執筆の初期段階から投稿先を絞って、その投稿規定に合わせて執筆を進めましょう。**

　上述のように、第一候補にすんなり受理されればよいのですが、不受理となり別の専門誌に再投稿が必要となる事は日常茶飯事です。投稿規定のスタイルが大きく異なっていて大幅な書き直しが必要な専門誌よりは、ほとんどそのまま再投稿出来る専門誌を選んだ方が労力は少なくて済みます。その場合、インパクト・ファクターの高さにあまり拘らず、書き直しを要しない専門誌の方を選択するのもありだと思います。

第二節　**投稿手続きの実際**

Point

- 英文校正までに、共著者とともに推敲を何度も繰り返す。
- 校正後でも、カバー・レターと原稿の最終確認は自分で責任を持つ。
- 投稿システムは専門誌ごとに異なり、事前に仮登録をしておく。

推敲を繰り返す重要性

　抄録、IMRAD形式でほぼ初稿の執筆を終えても終わりではありません。その後、**共著者とともに何度も推敲を繰り返します**。また、最終的に共著者の確認を経て、実際の投稿手続き（Submission）を終えるまで、投稿手続きに慣れていないと色々と面倒なハードルがあります。ここをきちんと乗り越えないと論文投稿にまで至らないので、気を抜かずしっかりやりましょう。

　まず、原著論文の原稿の順序としては、タイトル、全著者と各所属、連絡著者（Corresponding author）の住所、電話、Eメールなど、総語数、キーワード、抄録、本文（抄録、序論・背景、方法、結果、考察）、引用文献、謝辞、利益相反、研究資金、図表のような形になります。項目や順序など専門誌により異なるので投稿規定を確認しましょう。レターなど原著論文以外の原稿を投稿する場合も、ほぼ同様の形で連絡先などの項目は必要です。

　おおよその形が出来るまで論文原稿の執筆を終えたら、**全体を通してストーリーや論理性に矛盾がないか再確認**し、途中で用語の使用方法が変わったりしていないか表記上の一貫性の確認も行います。第四章のIMRAD形式（→P.128）をそれぞれの節で説明したように、3000〜4000語

の長さの原著論文も、基本的に数百語のパラグラフの集合体で成り立っており、論文の中で相互に関連しあって一つの作品になります。少しずつ作って行くときは各パラグラフを積み重ねて組み立てますが、全体を組み合わせ終わったら、もう一度全体のバランスを見直して、修正を繰り返して首尾一貫性のある論文に作り上げる作業を要します。

　この**推敲の過程は、論文の完成度を高めるためには非常に重要**です。医学論文は通常複数の著者で進めることが一般的ですが、十名以上の共著者が並ぶような場合でも、**執筆の中心を担当するのは通常数名以内**になると思います。論文の細かな書き方や方向性に個々人での差はあるので、あまり執筆の中心に関わる人が増えすぎても「船頭多くして船山に登る」を地で行ってしまうためです。

　中心となる数名の共著者で、10回、20回と論文全体を読み直し推敲を進めます。もちろん、要所要所で**全共著者に進捗状況を共有し、チーム内での意思統一を図っておくことも大切**です。論文がほぼ完成した段階で、論文の根幹から書き直しになるような意見が共著者から出てトラブルになるような事態は避ける必要があります。また、近年**論文不正が度々問題になっているように、一人の著者がデータから論文原稿まで抱え込む環境はリスクがある**と思います。自分は絶対大丈夫だと思っていても、共著者に研究不正をする人が紛れ込んで事件に巻き込まれることも絶対ないとは言い切れないでしょう。執筆過程をしっかり複数の著者で共有し記録を残していれば、例えば丸写しの剽窃原稿が生まれる余地は減らせるでしょうし、**データを共有し出版後の保存期間も定めていれば、万が一データの不備や捏造の疑いなどの問題が生じたときに、後になってきちんと検証することも可能**になります。

　なお、近年では、臨床研究を報告する際の標準化されたチェックリストを活用する方法もあり、専門誌によってはその提出も合わせて求めるものもあります。もともとは英国の保健省（NHS, National Health Service）

のプロジェクトとして始まったthe EQUATOR (Enhancing the QUAlity and Transparency Of health Research) Network（https://www.equator-network.org）によるもので、各種ガイドラインが無料公開されています。ランダム化比較試験ではCONSORT、観察研究ではSTROBE、症例報告ではCAREといった名称でそれぞれ用意されており、網羅的に確認出来るので参考にするとよいでしょう。

　著者の名前や所属、引用文献や利益相反の記載など、**論文本体以外のところも疎かにしてはいけません**。出版された後で共著者の名前の綴りが間違っていた、氏名の順序が逆だったとか、引用文献がおかしかったなどの例も実際に起こっています。間違った記載が、後世まで英語で世界中に残る羽目になります。出版された後でも訂正（Corrections）を出版社にお願いすることは可能ですが、手間もかかりますし、訂正を行ったという記録もちゃんと残されてしまうので、複数の目で見て何度も確認しましょう。

　当然ながら、完成原稿に近づいてきたら、**ある程度の時間的余裕を持って共著者全員に内容の確認を依頼**します。執筆の中心者以外からも、査読者的な立場で指摘をもらって、出来るだけ客観的な記載に整えます。逆に執筆の中心者だと思い入れがあり過ぎて、公平性を欠いた記載になってしまうこともあるので、共著者からのコメントは真摯に受け止めるべきでしょう。

英文校正の進め方

　投稿用原稿として、共著者の確認が済み、自分で読んで内容的に問題ないと思っても、ネイティヴの英文校正は必ずやっておいた方がよいでしょう。仮に日本人が日本語の原稿を査読する立場だったとしても、もし文法がおかしかったり誤字脱字が多かったりする原稿が送られて来たら、数字や計算ももしかしたら間違っているんじゃないか、というよう

な悪い印象を持ちかねないと思います。私は数百語程度のレターの場合は、締め切りが短く定められていること、採択率がそもそも低いことから余り英文校正は出しませんが、原著論文は基本的にネイティヴのチェックを受けるようにしています。なお、**論文の内容を編集部宛に簡単に紹介したカバー・レターも作成**し、これも論文原稿と合わせて校正に出します。

・編集部宛のカバー・レターの例

Date: April 24, 2019 （日付）
Place: Tokyo, Japan （場所）

（編集長名）
Editor-in-Chief
Journal of … （専門誌名）

Dear Dr. （編集長名）,

（論文タイトル）

I, （名前）, on behalf of myself and my co-authors, am sending herewith a manuscript entitled as above for consideration and potential publication in *Journal of* … （専門誌名）.

The submitted manuscript is （論文の概要を説明）.

With the submission of this manuscript, I declare that:
　・The contents of this manuscript are original and are

currently not being considered for publication elsewhere, neither have they been copyrighted or published previously;

- All authors listed have directly participated in the planning, execution or analysis of the manuscript, subject matter and/or research work this manuscript is based upon;
- All designated authors have read and approved the final version being submitted;
- The contents of this manuscript will not be copyrighted, submitted, or published elsewhere, while acceptance by *Journal of* ⋯ (専門誌名) is under consideration;
- All authors have declared their conflict of interest in the manuscript.

If you require any further information with respect to this submission, the authors will be happy to supply whatever is needed upon your request.

The authors look forward to hearing from your offices in the near future.

Kind regards,

(名前), M.D.

(施設名)

(住所、郵便番号), Japan

E-mail: (電子メール)

Tel: +81- (電話番号)

Fax: +81- (FAX)

私の経験では、共著者にネイティブがいる場合は、校正も兼ねたチェックを受けながら執筆を進めることが出来る場合もあります。ただし、業者は投稿規定に合っているかの確認も含めて見てくれる所もあるので、多くは英語論文の専門の校正業者に依頼しています。値段は業者の間で多少の差はあり、原著論文ではおおよそ数万円程度はかかると見ておいた方がいいでしょう。業者の設定料金によりますが、語数換算で計算する場合が多く、納期も数日以内など早くするよう頼むと高くなるので、1〜2週間程度の時間でもよしとした方が安く済ませられます。また、単に文法や表現のチェックのみの方が安く、論旨に矛盾がないかなど内容的な面も含めて意見をもらうと割高になります。英文校正の業者も色々あり、また日本人向けだけでなく、海外で運営されている校正サイトもあるので、複数検討して予算的に納得の行くものを選択するとよいでしょう。

日本人だから皆が日本語の原稿の校正が出来る訳ではないのと同じように、ネイティブだからといって皆が英語論文の校正が出来る訳ではありません。業者間でも校正の品質に違いはあるようです。加えて、**業者の英文校正も過信せず、最終的には共著者も含め自分たちで確認することが重要**です。校正者のバックグラウンドや能力によっては、研究内容をよく理解せず校正を行って返す場合もありますし、こちらの意図を取り違えて修正している場合もあり得るからです（もともとの自分たちが書いた英語の出来が悪い場合もあるでしょうが…）。

オンライン投稿システムでの作業の進め方

英文校正とその修正の確認が終われば、いよいよ**専門誌のウェブサイト上に設けられているオンライン投稿システムを使っての投稿作業**です。ただし、投稿開始前に名前やメール・アドレスの登録が必要ですし、投稿完了作業までにいくつもウェブ画面を遷移してのステップもあり、慣

れないと進め方がよく分からず時間がかかることがあります。**仮登録を行って、途中で中断しておくことが可能**なので、ある程度論文の進捗の目処がたったら、校正の返事を待っている間などに前もって投稿システムの入力作業を進めておくとよいでしょう。投稿システム自体も専門誌ごとに異なっていますが、複数の専門誌で共通のシステムを使用している場合もあります。例えば、ScholarOne 社による Manuscript Central™ は *NEJM* などで用いられていますし、*the Lancet* などを扱う出版大手の Elsevier 社は Elsevier Editorial System（EES）という自社のシステムを使っています。

　投稿システムでは、通常、共著者全員とその連絡先を入力し、カバー・レター、原稿本体、図表をサイトでアップロードする形式が取られます。最終的に確認用の PDF が作成され、それをダウンロードしてサイトに載せた原稿の取り違えなどがないことを確かめます。最後に、投稿（Submit）のボタンをクリックすると終了で、サイト上で処理されれば自動通知で登録したメール・アドレスに連絡が来ます。専門誌により、登録時もしくは受理された後に、**全ての著者の利益相反や論文投稿の同意を示す直筆署名、著作権処理のフォームなどの書類の提出**を求められます。

　無事投稿が済んだのち、担当編集者が正式に決まればウェブ上で進捗状況を示す表示が変更（With editor、Under review など）されたり、メールでの通知が届いたりし、査読者への依頼が編集部で進められます。もし画像の解像度が基準に達していないとか、原稿の形式が編集部の方針に合致していないなどの**不備があると、投稿を済ませても編集部の判断で差し戻されてしまうことがあります**。面倒ですが、投稿規定にきちんと合わせて再度提出し直すことになります。なお、前述のように、英文校正業者によっては、投稿規定に合致しているか原稿の確認まで行ってくれるサービスもあるので、投稿に慣れていない場合はそれを利用するのも一つの手でしょう。

第三節　査読コメントへの対応

Point

- 査読コメントには一つずつ対応を作成し、変更履歴も残した返事を作る。
- 改善のための試練として、細かく丁寧に改訂を進める。
- 不受理でも、すぐ別の専門誌に再投稿する。

査読とはどういうものか

　投稿が終了し、編集部のスクリーニングも無事通過すると査読（Peer review）が始まります。論文の内容が専門誌の範囲と合致しなかったり、明らかに論文の質が専門誌の求める水準に合わなかったりする場合は、最初に編集部が見た段階で不受理（Reject）の返事が来ることもあります。この場合は数日〜数週以内と非常に返事が早く、がっかりするかもしれませんが、それはそれですぐ切り替えられるので、時間を無駄にせずに済んだと前向きに考えましょう。判断が早いのはお互いに時間を節約出来たという点で助かります。また、投稿規定に合っていない場合、修正して出し直すように編集部から指示される場合もあります。

　概ね、**インパクト・ファクターの高い一流専門誌程、査読が厳しく、査読コメントが届くまでの時間も比較的早い傾向**にあります。また、査読コメントがもらえる場合は、その内容もしっかりしています。もちろん専門領域や、論文のテーマや質、個別の査読者（Reviewers）の資質といったものにも左右されるので、幅があるのは当然ですが、1、2ヶ月以内に返事が返って来れば比較的早い方になると思います。待たされる場合は、半年〜1年前後かかった経験もあり、あまり時間がかかると書いた本人も論文の内容の細かいところは忘れてしまいます。随分待たされた挙句に結局不受理という場合もあり、査読の遅い専門誌は避けた方が

よいですが、多くの場合担当する査読者までは選べないので難しいところです。専門誌によっては、査読者をして欲しい、もしくはして欲しくない研究者の希望を出せるものもあります。また、平均の査読期間の情報も出している専門誌もあります。査読者の数は、１〜３人程度となることが多いようです。論文のテーマによっては、査読を受けてくれる人がなかなか見つからず時間がかかることもあります。もし**数ヶ月待って何も返事が来ないようなら、編集部に問い合わせの連絡をしても構わない**でしょう。

　さて、査読付き専門誌の場合、何の修正もなしに受理するのは編集部や査読者の沽券に関わるという面も多少あると思いますが、**ほとんどの場合何らかの修正を要するコメントが返って来ます**。逆に自分が査読者の立場で読んでみると、何もコメントなしで返事する訳にもいかないと考えるので、それ程異論がない論文だったとしても軽微な点（Minor comments）くらいは親切心もあって考え出すでしょう。オープン・アクセスの老舗出版社PLOS社では、査読の方法を指南するサイトも作成しているので、査読経験のない方は目を通しておくとよいと思います（https://reviewers.plos.org/resources/）。なお、査読の方法は論文執筆の方法とほぼ重なるので、論文執筆を行うときも査読者の視点で考えるようにすると、論文の質の向上にも繋がると思います。

> ### 査読コメントが返ってきたら

　査読の返事は、受理（Accept）**、大幅な改訂**（Major revision）**、軽微な改訂**（Minor revision）**、不受理**（Reject）**といった形で通知され、改訂に関してはそれぞれの査読者から細かなコメントが付いて来ます**。軽微な改訂であれば、論文の方法や結果の根本的な変更までは要されず、多少の追加解析や、考察などの文言や誤字脱字、表現の修正程度で比較的容易に済む

はずです。

　大幅な改訂の返事をもらった経験は、私自身は数少ないのですが、お
そらく不受理と紙一重だからだと思います。論文の方法や結果の根幹に
関わる部分でコメントが入った場合は、基礎研究の場合は追加実験や再
実験をすることもあるのでしょうが、臨床研究の場合はやり直しが出来
ないことも珍しくありません。その場合は自ら投稿を取り下げて別の専
門誌に出し直すという選択肢もあるでしょう。

　査読者のコメントは、全体的な講評、大きな問題点、小さな問題点を
それぞれ列記して返されます。それぞれのコメントに対して、**一つ一つ
丁寧に返事を作成**します。査読者の指摘は尤もでその通りの修正を加え
たとか、少々思い違いがあるので誤解がないようもう少し分かりやすく
説明し直した、という風に回答します。その際、**論文のどの部分をどの
ように改訂したのかも、何ページの何行目と明記し返事の中に含めます。
論文本体も修正履歴を残した版を作成し、返事とともに編集部へ再投稿
します。**改訂部分が多ければ、再度英文校正にかけて英語に間違いがな
いかも確認するとよいでしょう。英文校正サービスによっては、査読コ
メントへの返事の作り方まで支援をしてくれます。

　改訂は、軽微なものであれば、１回済ませば受理してもらえる可能性
が高いでしょう。大幅な改訂を行った場合や、軽微なものでも数が多い
場合は、２回目、３回目の改訂が必要になる場合もあります。円滑に進
めば査読コメントを受け取ってから回答の提出、受理までの期間は１ヶ
月以内に終わるでしょう。個人的な経験では、度重なる改訂の処理、や
り取りを経て１年がかりでやっと受理されたこともありました。なお、
改訂の経験を積んで論文を読み慣れてくると、論文の短所を不自然に議
論していたりするものを、一流誌でも見かけることがあります。これは
おそらく査読者から色々言われて後から追記したんだろうな、という推

測を行うことも出来るようになります。

・改訂した際の編集部宛のカバー・レターの例

Date: April 24, 2019（日付）

Place: Tokyo, Japan（場所）

（担当編集者名）

Editor

Journal of …（専門誌名）

Dear（担当編集者名），

We wish to re-submit the manuscript titled "（論文タイトル）." The manuscript ID is（原稿に割り振られたID）.

We thank you and the reviewers for your thoughtful comments. The manuscript has benefited immensely from the insightful suggestions. I look forward to working with you and the reviewers to move this manuscript closer to publication in *Journal of* …（専門誌名）.

The manuscript has been rechecked and the necessary changes have been made in accordance with the editor's suggestitons. The point-by-point responses to the comment have been prepared and attached herewith. All additional comments in the manuscript have beens reflected in the attached response letter using line and page numbers throughout. We hope that this revised manuscript meets your expectations.

Thank you for your consideration, and I look forward to hearing from you soon.

Sincerely,

> (名前), M.D.
> (施設名)
> (住所、郵便番号), Japan
> E-mail: (電子メール)
> Tel: +81- (電話番号)
> Fax: +81- (FAX)

不受理の場合の対応

不受理の返事が来た場合はどうしたらいいでしょうか。苦労して書き上げた論文を敢え無く突き返されると、最初のうちは落ち込んだり腹が立ったりすることもあると思いますが、査読付き専門誌ではよくあることです。気にしても仕方ありません。出来の悪い論文程手がかかるものですが、大学受験と同じように忍耐強く必ずどこかには合格出来ると信じて、**次の専門誌に可及的速やかに再投稿**しましょう。繰り返しになりますが、再投稿する場合でも、専門誌ごとに投稿規定が異なっているので、それに合うように修正する必要があります。

一発で受理となることもありますが、不受理になることは最初から織り込んでおいて、**再投稿先の候補は予め複数考えておく**とよいでしょう。

一般的には、インパクト・ファクターの高い雑誌から低い雑誌に、段階的に順次出していくことになります。また、総合誌で不受理だった場合は、専門誌に、それでもダメならオープン・アクセス誌に、という選び方もあります。専門領域が複数にまたがる場合は、例えば血液学の専門誌で不受理となった場合は感染症の専門誌に出してみる、といったような分野を変える工夫をすると上手く行く場合もあります。

　査読は客観的な評価だと無邪気に信じている人もいますが、**査読の質や判断は様々で、実は様々なバイアスが入っており水物**です。有名な研究者や施設だと受理されやすいとか、欧米が有利、著者の性別で差があるなどの問題も指摘されています。このため、専門誌によってはブラインド・ピア・レビューといって、著者や施設を伏せた査読を行うものもあります。私の経験では、インパクト・ファクターが数点程度の専門誌の場合、割り当てられた査読者の質にもよるのかもしれませんが、返事があまりにも遅かったり、何ヶ月も待たされた割には大したコメントが来なかったりという事例もあります。

　それでも、査読はほとんど無償のボランティアなので、あまり文句も言えません。しかし、Publons（https://publons.com/about/home/）というニュージーランド発のサイトで、査読者として登録して履歴を残し、学術的な仕事の評価の一つとして使おうという動きも出ています。大手出版社のWiley社、Springer社、BMC社などが提携を始めています。

第四節 受理から出版、プレス・リリース、その次の論文へ

Point

- 出版用校正刷りの確認も怠らない。
- SNS での発信やプレス・リリースも行う。
- 症例経験を積むのと同じく、次の論文に向けた準備にすぐ入る。

受理後のプロセス

　受理された後、そのまますぐ出版になる訳ではありません。専門誌によっては受理原稿（Accepted manuscripts）という形で、受理された形の生原稿を、速報性を重視してオンラインで早々と公開する方針を取っているものもあります。それはそれで、他の著者達がどのような原稿を作っているのかを垣間見る機会にもなり、執筆の参考になることもあります。通常は、**誌面で印刷される形にきれいに組んだ校正刷り**（Proof、Proofreading）を、最終確認用として編集部が著者へ送って来ます。

　編集部の方針や能力にもよりますが、専門誌独特のスタイル（House style）にこだわりを持って、原稿の書き方に大幅に手を加えて校正刷りを送ってくるところもあります。そのような専門誌は、やはり優秀な編集者を多く抱えている一流専門誌が多いようです。なお、ネイティブのプロの編集者が作った校正刷りだからといって、そのまま何でも承認してしまってはいけません。まず、受理された原稿でも意味が通りにくいとか分かりにくいところは、編集者から修正や確認の依頼が来る場合があります。また、プロであっても忙しかったりうっかりしたりで、ミスをすることは珍しくありません（医療関係者でもそれは同じでしょうが…）。誤字や文法のミスなどを校正刷りの段階で見付けることもしばしばあるので、共著者とともに最終の確認を行います。校正刷りの修正は数日以内

で 1 回だけ受け付けるというところが普通なので、**隅から隅までもう一度目を通した方がよいでしょう。**

　校正刷りの修正を編集部に提出すると、漸く出版に漕ぎ着けます。出版はオンラインの早版（Online first など）がある場合と、何月何日号の第何巻と印刷版でのみなされる場合があります。また、オープン・アクセス誌など、紙媒体がなくオンラインでの公開に限られるものも増えています。ひと昔前までは別刷りとして印刷された論文を出版社からもらい、共著者などに配るという慣習がありましたが、最近ではほとんど無くなっていると思います。私自身、論文を紙の印刷物として読むことは皆無に等しく、パソコン上もしくはPDFに落としたものをタブレット端末上で読んでいます。

　それはともかく、出版されたら終わりではなく、まだやるべきことがいくつもあります。一つは**共著者やお世話になった関係者への報告**です。前述のようにわざわざ論文の印刷物は配らなくてもよいと思いますが、無事出版されたことを御礼と論文のPDFとともにメールなどで報告しておく必要があります。また、私自身はやや保守的なので行いませんが、**ツイッターやフェイスブックなどのSNSを使って論文発表したと広報をやってもいい**と思います。

プレス・リリースなどメディア対応

　また、**新聞などマスメディアに向けて、分かりやすい一般向けの要約を紙1、2枚にまとめ、プレス・リリースを行う手もあります。**ごく稀にですが、専門誌の編集部自身が勝手にプレス・リリースを作成してくれることもあります。私は原発作業員の造血幹細胞採取に関するオピニオンを発表した時に、*the Lancet*編集部がプレス・リリースを実施して

くれた経験が一度だけあります。ロンドンの編集者から直接国際電話が携帯にかかってきて、今から発表するからプレス・リリース用原稿を至急確認してくれ、という依頼を受けました。2011年の福島第一原発事故直後で、世界中の注目が集まっていたという特殊事情があり、そのような経験はおそらく二度とないと思います。それでも、*the Lancet*編集部からのプレス・リリースの影響力は大きく、共著者の血液内科医の谷口修一先生とともに、欧米はもちろんアジアや中東まで、文字通り世界中の有名メディアに名前が報道されるということがありました。

　通常はそこまでしてくれることはないでしょうが、*JAMA*などではプレス・リリースをする際のメディア担当の相談窓口が設けてあります。編集部がやってくれなくても、**自分でプレス・リリースを用意して構いません**。論文の内容を出来るだけ一般の方にも分かりやすく噛み砕いて示し、担当者の連絡先を明記した上で記者クラブに送ります。**臨床医学関係であれば、厚生労働省記者会に送り、事前に電話してFAXを送り掲示してもらいます**。実際に報道してもらえるかどうかまでは保証はできませんが、運よく記者の目に止まれば扱ってもらえることがあります。新聞などの一般の報道では、必ずしもインパクト・ファクターが高ければ扱いも大きくなるという訳ではありません。話題性や一般の方にとっての分かりやすさ、その時々の他の競合するニュースの有無などに左右されるようです。

　私の経験から言うと、例えば2018年に発表した医師移動の推計論文では、日本経済新聞の記者の方に興味を持って頂き、論文はマイナーな専門誌でしたが、記事は朝刊の社会面で比較的大きく扱ってもらったことがありました。この題材はその前の学会発表の段階でも、毎日新聞の記者の方に大きく取り上げて頂きました。また、同じ論文をきっかけに、医師向けの情報サイト エムスリーの連載で解説を書く機会を頂くことにもなりました。本書の執筆もcoFFee doctorsというインターネット記事

がきっかけになっていますし、市民講演会で話したことで一般向けの新書を出版することにもなりました。自分の専門的活動を一般向けに伝える、いわゆる**サイエンス・コミュニケーション的な作業もある程度は行っておく**と、思わぬ展開や繋がりが出来ることがあります。専門領域の学術的な活動のみならず、一般向けの広報活動も考慮しておくのも案外よいのではないかと思います。

　さて、本書も終わりになりましたが、私がお伝えしたい最後の点は、**論文の出版は一回やって終わりではなく、また、学位や出世、業績など世俗的な話とは無関係に、繰り返し長く続けるとよい**ということです。論文執筆も臨床と一緒で、一人の患者の治療を成功させたからといって、それで臨床医として一人前になれる訳ではありません。臨床で何十例、何百例と経験を積んでいくことで医師として成熟していくように、英文専門誌での発表も失敗を繰り返しながら何度も挑戦することで技術が少しずつ向上して行きます。一般の臨床医の立場で英文専門誌に発表したところで、お金になる訳でもなく、無駄な趣味だという考え方もあるかもしれませんが、**専門領域や地域、世代や国を超えた知的活動として、人的資本、社会関係資本的な意味では役に立つ**部分もあります。少し出版に成功したことで満足して辞めてしまうのでなく、**臨床の仕事と並行しながらでも、次の発表に向けて日々精進していく**ことをお勧めして、終わりとさせて頂きます。

主要参考文献一覧（順不同）

1. 村上春樹　職業としての小説家　スイッチ・パブリッシング　2015.

2. 高橋源一郎　一億三千万人のための小説教室　岩波新書　2002.

3. Kate L. Turbian. *A Manual for Writers*. Eighth Edition. The University of Chicago Press. 2013.

4. Adrian Wallwork. *English for Writing Reseach Papers*. Springer. 2011.

5. Hilary Glasman-Deal. *Science Research Writing for Non-Native Speakers of English: A Guide for Non-Native Speakers of English*. ICP. 2009.

6. Robert B. Taylor. *Medical Writing: A Guide for Clinicians, Educators, and Researchers. Third Edition*. Springer. 2017.

7. 神田善伸　ゼロから始めて一冊でわかる！みんなのEBMと臨床研究　南江堂　2016.

8. 康永秀生　必ずアクセプトされる医学英語論文　完全攻略50の鉄則　金原出版　2016.

9. 里見清一著、吉村健一監修　誰も教えてくれなかった癌臨床試験の正しい解釈　中外医学社　2011.

10. Bengt D. Furberg & Curt D Furberg. *Evaluating Clinical Research: All that Glitters is not Gold*. Second Edtion. Springer. 2007.

11. Lynda Gratton & Andrew Scott. *The 100-Year Life: Living and Working in an Age of Longevity*. Bloomsbury Information. 2016.

12. Daniel Kahneman. *Thinking, Fast and Slow*. Farrar, Straus and Giroux. 2011.

あ と が き

　最後まで読んで頂き誠にありがとうございました。お礼にもう一つだけ、論文を書くためのポイントを用意しました。それは、**「英語論文の書き方は、著者自らで見付けるしかない」**、ということです。それを言っちゃあお終いよ、という身の蓋もない現実ですが、仕方ありません。

　本書でご紹介したように、ある程度のところまでの論文の書き方は色々あります。本書だけでなく、類書も数多く出ているので、知識や技術をたくさん仕入れることは出来ます。しかし、論文はその性質上、世界に一つだけの一点ものです。そして、似たものがこれまでにない、オリジナリティが高ければ高い論文ほど、その評価も高くなります。そのようなものを他人が見付け、書く方法を手引きすることは、原理的に不可能なのです。

　医学論文は、これまでの医療の常識の枠内の外から、新しいものを見付け、ほんの少しだけ「はみ出す」営みになります。はみ出し過ぎれば理解不能になりますし、はみ出すものが何もなければ、既に知られていることの繰り返しで、論文として発表する価値は何もありません。適度なはみ出し方でありつつ、それが小さければインパクト・ファクターの低い専門誌、大きければ高い専門誌で掲載されるという形で評価されます。

　臨床医が英語論文を書く、ということは、医療の常識の枠内の身近なところで収まるだけでなく、その向こうを見て、自分の考えを世界に問いかけてみたい、という人間の本能に起因しているのではないかと思います。そして、その気持ちを若い時だけでなく、ずっと持ち続け、途中で失っても中高年になってから取り戻して、**生涯論文に取り組んでみて頂ければ**、というのが私の考えになります。

　本書執筆の背景を理解して頂くために、自己紹介を少し致します。私

は、論文を書く才能があって、最初からどんどん発表をしていた訳ではなく、むしろ上手くいかないことの方がずっと多くありました。中年の域にとうに足を踏み入れていますが、まだまだ修業が足りず発展途上の身であり、このような論文執筆の指南書を記す機会を頂くのは望外のことで恐縮至極です。

　私は1997年に医学部卒業後、内科の医局に入り10年間内科診療に従事しました。基礎研究もほんの少しだけ手をつけたのですが、あまり適性がありませんでした。もっぱら診療業務がほとんどで、留学もせず学位も取らず、大学病院やがんセンター、関連の大病院などで勤務しました。内科学会と血液学会の専門医は取得し、診療に並行して、臨床研究や症例報告の英語論文を多少発表する機会を幸いにも頂きました。米国国立医学図書館による学術文献検索サイト PubMed に収載された仕事は、血液学の中堅専門誌 *British Journal of Haematology* などに、卒後10年目までに共著も含め14報でした。華々しい成果を挙げたとは言えませんが、そこそこの及第点と言える程度には臨床研究や症例報告の論文を発表していました。ここまでのキャリアは割と平凡で、多くの医師が通る道筋ではないかと思います。

　卒後11年目から15年目にかけては、独立行政法人医薬品医療機器総合機構（PMDA）という霞ヶ関にある役所で、週１回の診療業務を行いつつ、日本の薬事行政にも関わりました。卒後10年目前後は多くの医師が、一通りの臨床や研究の経験を積んで、次に何を目指そうかと考える時期でしょう。私の場合は、基礎研究は余り向いてなさそうだし、血液内科では米国と日本で医療レベルはそれ程変わらないだろう、と考えて、臨床留学の道も積極的には探しませんでした。

　私が薬事行政を選んだのは、大学やがんセンターで治験や臨床研究に従事して、当時話題となっていたドラッグ・ラグ（海外で普通に使用される薬が日本で使えない状態）など、医療の社会的側面にも興味を持っていたからです。社会の中で医療の果たす役割を複眼的に考えるために、行政分野

の知識や経験を持つのも悪くないだろう、という動機でした。仕事の内容は、新薬の薬事承認に関連する治験データを中心にチェックし、霞ヶ関文学と称される日本語の行政文書作成が中心でした。臨床とは畑違いに思われるかもしれませんが、そこで学んだことは、それなりに今も役に立っています。社会の仕組みを考えたり、文献や文章作成に向き合う姿勢だったり、間接的に本書の内容に繋がっている部分もあります。

卒後16年目以降は、PMDAを辞して臨床の仕事に戻り、ほぼ現在の勤務状況を続けています。転機となったのは、2011年の東日本大震災です。震災後、ボランティアで被災地に入っているうちに、しばらく臨床メインの仕事から離れていたので、そろそろ戻ろうかという気になりました。そこで、週の前半は以前から論文を一緒に書いていた久住英二先生が理事長を勤める東京のナビタスクリニックで勤務、後半は常盤傑先生が理事長、新村浩明先生が院長を勤める福島県いわき市のときわ会常磐病院に毎週通勤するというスタイルを選択しました。また、最近ではさらに新しいことに挑戦しようと、遠隔診療に長年取り組む広島の放射線診断医の北村直幸先生が運営されている霞クリニック・株式会社エムネスや、社会福祉法人尚徳福祉会での兼務も始めています。

本書の執筆では、金芳堂編集者の西堀智子様には、企画の段階から完成まで細かく見て頂き、深謝申し上げます。本書でご紹介したような成果を挙げられるのも、ひとえに長くご支援頂いている医療ガバナンス研究所の上昌広先生及びスタッフの皆様、ご参加頂いた多くの共同研究者の皆様、北里大学のAndy Crump先生並びにときわ会常磐病院顧問の土屋了介先生のおかげであり、この場を借りて心からの感謝を申し上げます。また、一人の医師として成長する中でご支援頂きました職場の諸先輩、同僚、後輩の方々、患者とそのご家族の方々、支えてくれた私自身の家族にもお礼を述べさせて頂きます。ありがとうございました。これからも引き続きよろしくお願い申し上げます。

索引

●あ行

安全性プロファイル …………………… 81
医療ガバナンス研究所 ………………… 22
インターネット …………………………… 26
インパクト・ファクター ……………… 19
引用文献 ………………………………… 119
エムリック ……………………………… 53
遠隔画像診断 …………………………… 23
エンドポイント ………………………… 65
オープン・アクセス・ジャーナル …… 64
オピニオン ……………………………… 107
オプトアウト …………………………… 136
オンライン・ジャーナル ……………… 96

●か行

改ざん …………………………………… 43
カバー・レター ………………… 172, 179
株式会社AIメディカルサービス ……… 23
株式会社エムネス ……………………… 24
カプラン・マイヤー曲線 ……………… 90
教養 ……………………………………… 9
グーグル ………………………………… 23
クリエイティヴ・コモンズ …………… 124
グローバル・ヘルス …………………… 59
結果 ……………………………………… 119
結語 ……………………………………… 151
ゲルシンガー事件 ……………………… 47
研究公正局 ……………………………… 43
研究公正推進室 ………………………… 43
研究倫理 ………………………………… 44
原著論文 ………………………………… 118
研究不正 ………………………………… 38
公開データ ……………………………… 15
考察 …………………………… 119, 150
校正刷り ………………………………… 182
構造化した抄録 ………………………… 122
交絡因子 ………………………………… 71
国際医学雑誌編集者委員会 …………… 51

国際共同論文 …………………………… 26

●さ行

サンシャイン条項 ……………………… 47
自動翻訳 ………………………………… 36
主要評価項目 …………………………… 66
奨学寄付金 ……………………………… 49
情報技術 ………………………………… 27
症例報告 ………………………………… 96
症例報告専門誌 ………………………… 102
抄録 ……………………………………… 119
序論 ……………………………………… 119
人工知能 ………………………………… 9
図 ………………………………………… 140
スカイプ ………………………………… ii
図表 ……………………………………… 119
スマートフォン ………………………… 27
セカンダリー・エンドポイント ……… 66
説明同意書 ……………………………… 100
全生存期間 ……………………………… 90
ソーシャル・ネットワーキング・
　サービス ……………………………… 25

●た行

第1相試験 ……………………………… 65
第2相試験 ……………………………… 65
第3相試験 ……………………………… 65
タイトル ………………………………… 119
短所 ……………………………………… 151
中国 ……………………………………… 27
ディオバン事件 ………………………… 38
統計 ……………………………………… 36
盗用 ……………………………………… 43

●な行

ネカト …………………………………… 44
捏造 ……………………………………… 43
ネパール ………………………………… 29

●は行

背景	119
ハゲタカ・ジャーナル	4
パラグラフ・ライティング	130
表	140
評価項目	65
ピラミッド型組織	21
副次評価項目	66
フェイスブック	ii, 25
フェイスブック・メッセンジャー	25
不受理	180
プライマリー・エンドポイント	66
プレス・リリース	183
付録	119
文献整理ソフト	123
方法	119

●ま行

マネーデータベース「製薬会社と医師」	52
無増悪生存期間	91
メーリンク・リスト	25

●や行

有害事象の共通用語規準	82

●ら行

利益相反	45
倫理委員会	136
レター	107

●わ行

ワセダクロニクル	50
論文撤回	44

●A

Abstract	119

●B

Background	119

●C

CARE	171
Common Terminology Criteria for Adverse Events	82
Conclusions	151
CONSORT	171
CTCAE	82

●D

Discussion	119, 150

●E

EES	175
Elsevier Editorial System	175
Endpoint	65

●F

Fabrication	43
Falsification	43
Figure legends	142
Figures	140
Figures & Tables	119

●I

ICMJE	51
Impact factor	19
IMRAD形式	119
Information technology	27
International Committee of Medical Journal Editors	51
Introduction	119
IT	27

●J

JAMA	i

191

Journal Citation Reports ·················· 19

●K
Kaplan-Meier curve ······················· 90

●L
Limitations ································· 151

●M
Manuscript Central™···················· 175
Medical Governance Research
　Institute································· 22
MEGRI································· 22
Methods ································· 119
MRIC ································· 53
MRIC Global································· 53

●N
NEJM································· i

●O
Original article ··························· 118
OS ································· 90
Overall survival························· 90

●P
P-values ································· 88
P 値 ································· 88
PFS································· 91
Physician Payments Sunshine Act····· 47
Plagiarism································· 43
PLOS 社································· 177
Primary endpoint························· 66
Progression-free survival················ 91
Proof································· 182
Proofreading ······················· 182
PubMed ································· ii

●R
References ································· 119
Results ································· 119
Retraction ································· 44
Retraction Watch························· 44

●S
Secondary endpoint······················· 66
SNS ································· 25
STROBE································· 171
Structured abstract ····················· 122
Supplement································· 119

●T
Tables ································· 140
the EQUATOR Network················ 171
the Journal of the American Medical
　Association ······························ i
the Lancet································· i
the New England Journal of
　Medicine ································ i
the Office of Research Integrity········· 43
Title································· 119

著者略歴

谷本 哲也 (たにもと てつや)

医療法人社団鉄医会ナビタスクリニック、公益財団法人ときわ会常磐病院、社会福祉法人尚徳福祉会、霞クリニック、株式会社エムネス、特定非営利活動法人医療ガバナンス研究所。

1972年石川県生まれ。鳥取県育ち。1997年九州大学医学部卒業。内科医。臨床業務に取り組む傍ら、*the New England Journal of Medicine (NEJM)*、*the Lancet* とその姉妹誌、*the Journal of the American Medical Association (JAMA)* とその姉妹誌などでの発表を行っている。

著書に「知ってはいけない薬のカラクリ」(小学館新書)、「エキスパートが疑問に答える　ワクチン診療入門」(編者、金芳堂)。

本書出版より過去 3 年間の利益相反の開示

給与：株式会社エムネス

原稿料：エムスリー株式会社

講演料：一般財団法人海外産業人材育成協会

その他の顧問、株保有・利益、特許使用料、受託研究・共同研究費、奨学寄付金、寄付講座所属、贈答品などの報酬：なし

生涯論文！
忙しい臨床医でもできる英語論文アクセプトまでの道のり

2019年5月1日　第1版第1刷　©
2021年1月1日　第1版第3刷

著　者　　谷本哲也　TANIMOTO, Tetsuya
発行者　　宇山閑文
発行所　　株式会社金芳堂

　　　　　〒606-8425京都市左京区鹿ケ谷西寺ノ前町34番地
　　　　　振替　01030-1-15605
　　　　　電話　075-751-1111（代）
　　　　　https://www.kinpodo-pub.co.jp/

組　版　　HON DESIGN
印刷・製本　亜細亜印刷株式会社

落丁・乱丁本は直接小社へお送りください．お取替え致します．

Printed in Japan
ISBN978-4-7653-1779-5

JCOPY ＜（社）出版者著作権管理機構　委託出版物＞
本書の無断複写は著作権法上での例外を除き禁じられています．複写される場合は，そのつど事前に，（社）出版者著作権管理機構（電話 03-5244-5088, FAX 03-5244-5089, e-mail: info@jcopy.or.jp）の許諾を得てください．

●本書のコピー，スキャン，デジタル化等の無断複製は著作権法上での例外を除き禁じられています．本書を代行業者等の第三者に依頼してスキャンやデジタル化することは，たとえ個人や家庭内の利用でも著作権法違反です．